女人就要这样美下去

熊苗营养，助力健康

熊苗 · 著

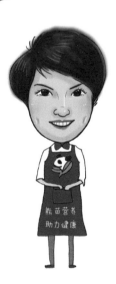

江苏凤凰科学技术出版社

图书在版编目（CIP）数据

女人就要这样美下去：熊苗营养，助力健康 / 熊苗
著. — 南京：江苏凤凰科学技术出版社，2018.1
ISBN 978-7-5537-8685-8

Ⅰ.①女… Ⅱ.①熊… Ⅲ.①女性 – 保健 – 基本知识
Ⅳ.①R173

中国版本图书馆CIP数据核字（2017）第275053号

女人就要这样美下去——熊苗营养，助力健康

著　　　者	熊　苗	
责 任 编 辑	樊　明　　祝　萍	
责 任 校 对	郝慧华	
责 任 监 制	曹叶平　　方　晨	

出 版 发 行	江苏凤凰科学技术出版社
出版社地址	南京市湖南路1号A楼，邮编：210009
出版社网址	http://www.pspress.cn
印　　　刷	深圳市彩之美实业有限公司

开　　　本	880 mm×1230 mm　1/32
印　　　张	6.25
字　　　数	150 000
版　　　次	2018年1月第1版
印　　　次	2018年1月第1次印刷

标 准 书 号	ISBN 978-7-5537-8685-8
定　　　价	42.00元

图书如有印装质量问题，可随时向我社出版科调换。

序言

　　亲爱的朋友，很感谢您在琳琅满目的书架上选择了这本书，并将它翻开阅读。我是熊苗，一位热爱营养事业、从事营养事业12年、并把助力健康作为终身奋斗目标的80后女性。在您阅读这本书之前，我想和您聊聊这12年来我从事营养师工作的一些感受。

　　我非常热爱生活，每天清晨起床，都会以"家庭煮妇"的角色为家人做一桌丰盛的营养早餐，并看着他们津津有味地吃完。自己做的营养早餐能让他们充满活力地开始一天的工作，这种满足感和幸福感是无可比拟的，而这种愉悦的心情也会成为我开始一天快乐生活的源泉。

　　接下来，就是我的营养师生活了。打开电脑，我开始了一天的工作——阅读、写作、回复网友们有关健康营养问题的咨询，进行营养课讲座……当我看到越来越多的人爱上厨房，爱上学习营养知识，并且用心、用爱、用知识去制作一日三餐；看到越来越多的人关注营养知识，从而经营出健康幸福的家庭，这时我会深深地为自己的职业感到自豪。

　　有很多人问我："熊苗，你每天这么忙碌地工作和生活，会觉得单调么？"我会笑着回答他们："不会！"因为当你发自内心地热爱一份职业，并将全部心力注入其中时，就不会感到乏味、疲倦，取而代之的是源源不断的激情与活力。这份激情与活力更为生活增添了无可比拟的丰富色彩，并赋予职业生涯与一般工作不同的特殊意义。

在一边做着快乐的"家庭煮妇"，一边做着规划健康的营养师的时光里，我逐渐对营养学有了不一样的发现和感悟。同时我也想与更多的朋友交流健康营养知识，希望能让他们通过学习营养配餐，从而经营一个健康幸福的家庭。于是我试着将这些感受用文字表达出来，我先后编写了《营养密码》《有了"三高"怎么吃》《食物搭配450》《让宝宝爱上辅食》《蔬果就要这样吃》等书。有的读者告诉我，我写的书已经成为他们家的"健康宝典"，是让他们家庭生活变得更精致、更幸福的"秘籍"。读者的认可，令我欣喜不已，也激励我继续勤奋笔耕，为大家奉献更多家庭健康生活方面的小贴士。

《女人就要这样美下去——熊苗营养，助力健康》是我奉献给广大女性朋友的一份特别礼物。当然，我也愿更多男性朋友关注购买，并将这本书作为健康爱心礼物送给您的母亲、爱人。

在这份特别的礼物中，我和大家分享了自己如何从一个爱美却不知何谓"健康美"的小丫头化茧成蝶，变成大家认可的"熊苗营养师"的过程。虽然这是我的成长故事，但在故事中，相信您会看到自己似曾相识的过往，也会重新回顾那份青春羞涩的美如何一点点成长为今天成熟优雅的美。

同时，我会和大家分享很多女人之间的"私房话"，聊聊彼此特别关注的话题：如丰胸、减肥、美白、排毒，如何向着"白富美"进化的那些事儿；也说说经期饮食、更年期营养这些"女人的烦恼"；还有职业女性们关注的上班族营养餐攻略。当然少不了唠叨小家庭那些琐碎温暖的故事，晒晒我们独一无二的小幸福……

另外，除了我倾注心意，认真写下的每一个字，还有插画师精心绘制的可爱插画，为您的阅读增加一丝趣味。希望这本书能带给你满满的元气和正能量。

从写作到插画，再到印制出版，这本书凝结了许多人的心血和美好的愿望。感谢在这个过程中和我一起努力奋斗的朋友，也感谢选择这本书的您。

纸短情长，愿这本书能为您的生活增添一抹亮色，也愿这本书能见证更多女性朋友如花般绚烂绽放的美丽时光。

是的，这本书正是为您的美丽与幸福倾心打造的。

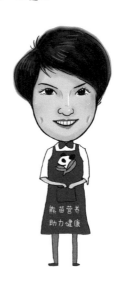

Contents 目录

Chapter 1

说说减肥那些事儿

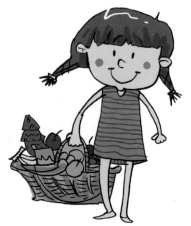

Chapter 2

最美女人配方，你知道了吗

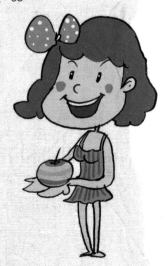

Chapter 3

跟女性常见烦恼说拜拜

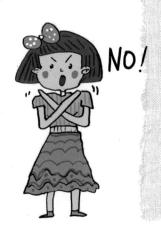

Chapter 4

职业女性的这些保健技能，你学会了吗

Chapter 5

幸福美满的家庭，你值得拥有

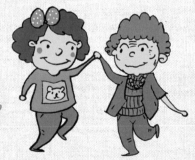

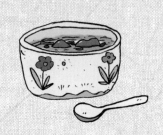

Chapter 6

女人会吃，
健康美丽一辈子

Chapter 7

你听到的，不一定是对的

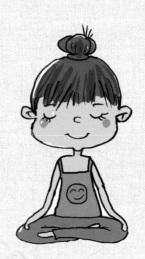

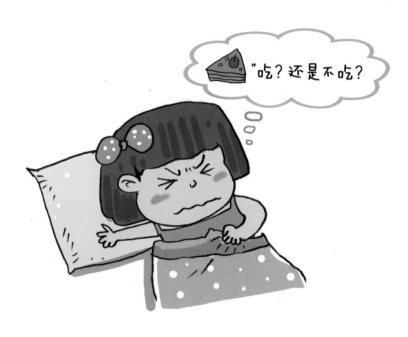

Chapter 1

说说减肥
那些事儿

有个网友问我："熊苗营养师，胖子都是一口一口'吃'出来的吗？"我肯定地回答："是的！"

俗话讲"一口吃不成胖子"，但一口一口累计起来，胖子就可能"吃"出来了。一个人从体重增加发展到肥胖，往往要经过较长的时间，这种变化必然建立在热量摄入大于消耗的基础之上。

我们做过一个实验，一个人每天仅仅增加一点热量摄入，相当于米饭40克、水饺2~3个、食用油5毫升，累计起来，1年大约可以增加1千克体重。可是如果10年、20年下来，一个体重在正常范围内的健康人就可以变成肥胖患者。

前几年，我和一个朋友合租搭伙吃饭，她跟随我的健康饮食习惯吃，5年来体重一直保持在正常范围。后来她回家了，与那些吃货们开始了"腐败饮食"，结果体重逐渐飙升，1年时间就增长了15千克。前不久她发来信息告诉我："我现在相信体重真的是吃出来的。我太贪吃了，早餐吃得少，中午和晚餐吃得多，爱吃鸡鸭鱼肉等荤菜，还吃零食呢。哎……"其实，只要关注一下身边肥胖的朋友就会发现：她们嘴上吵着要减肥，心里也想减肥，可是美食当前，完全没有控制力。

前几天和一个朋友去逛街，她吃的早餐是油条+豆腐脑+鸡蛋，我吃的是八宝粥+鸡蛋+水果；逛了一上午，她喝了3瓶甜饮料，我喝的是自带的白开水；中午我吃的是米饭+蔬菜+清蒸鱼，她吃的是洋快餐；下午她喝了2瓶酸奶，吃了1块蛋糕，我继续喝水；晚上她吃了油炸薯条+麻辣香锅和可乐，我吃了麻辣香锅里的菜，不过用水洗了洗，把油洗了不少。

她嘴里一直喊着减肥，实际上却一点也不控制饮食。逛街时选衣服，她很多都穿不上，而我穿的都是S码。通过这一天的周末生活，我深深地感受到胖子就是不注意各种细节而一口一口"吃"出来的，多学习健康营养知识，学会合理搭配膳食，对保持身材真的很重要。

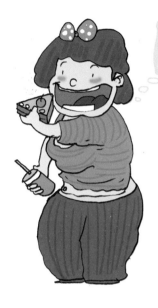

我要减肥

营养师建议

在日常生活中要养成健康的饮食习惯，注意每餐摄入食物的种类和总量，保持清淡、低盐、低脂饮食，少吃或不吃油炸等高热量、高脂肪的食物。这样苗条美丽的身材就离你不远啦。

2. 想减肥，晚上到底要不要吃饭

夏天是减肥的好时机，所以很多女性朋友晚上可能都在饥饿中度过。节食减肥确实有一定效果，但是，对身体也有一定负面影响，久之容易造成胃萎缩。大部分减肥的女性都选择晚上不吃饭，也有人信奉"过午不食"减肥法。这到底科不科学呢？

"过午不食"减肥法其实并不科学。午餐后不再进食，我们的身体将有10多个小时处于空腹状态；胃里面的食物消化完以后，胃分泌的消化液会侵蚀胃壁，长此以往会很伤胃，易导致胃溃疡，并对胃肠道功能造成损伤。因此，专家认为"过午不食"并不是一种科学的减肥法，甚至会给身材的保持带来不利影响。

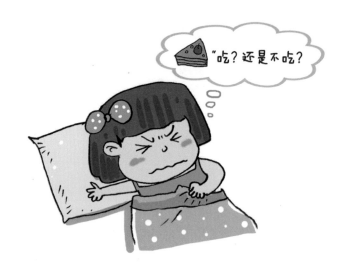

　　其实，网上流传的一些做法不一定科学，想减肥的女性朋友不要盲目跟从。为了自己的健康，还是得吃好晚餐。那晚餐该怎么吃呢？下面我为大家推荐实用的一周晚餐食谱，按照以下食谱，各位爱美的女性既能吃得健康营养，又不用担心长胖啦。

一周晚餐食谱	
周一晚上	一小碗小米南瓜粥，一个苹果，两片酱牛肉
周二晚上	一小碗山药紫薯粥，一个桃子，一杯酸奶
周三晚上	一个蒸玉米，一杯酸奶，一个猕猴桃
周四晚上	一个蒸红薯，一杯酸奶，一个橙子

周五晚上	一小碗小米红豆粥，一碟凉拌菜（黄瓜+西红柿+心里美萝卜）
周六晚上	一杯豆浆，一个蒸芋头，一个橘子
周日晚上	一碗西红柿鸡蛋紫菜汤，一个蒸土豆

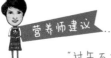

营养师建议

"过午不食"减肥法并不科学，不仅会减弱胃肠道功能，还会给身体带来不利影响。掌握以上健康营养的一周晚餐食谱，不用挨饿的同时，还能吃出健康、吃出美丽，快快学起来吧。

3. 吃什么鱼更有利于减肥

爱美的女性每天都在为保持身材而努力，每天都很注重食物的选择。在食物选择上，猪肉、牛肉、羊肉等畜肉比鸡肉、鸭肉等禽肉的脂肪含量高，而鱼的脂肪含量较低，更适合在减肥期间食用。鱼是高蛋白、低脂肪的食物，可是鱼的种类很多，不同鱼所含的脂肪也不尽相同。

市场上常见的鱼有鲤鱼、青鱼、银鱼、鲢鱼、鲫鱼、黄鱼、鲈鱼、鲳鱼、鲑鱼、海鳗、沙丁鱼等。以每100克鱼所含的脂肪量做对比的话，通过这个脂肪量从低到高的分析图就可以很清楚地知晓吃什么鱼更有利于减肥。

名称	每100克鱼的脂肪量（克）	名称	每100克鱼的脂肪量（克）
沙丁鱼	1.1	鲤鱼	4.1
黄鱼	2.5	青鱼	4.2
鲫鱼	2.7	海鳗	5.0
鲈鱼	3.4	鲳鱼	7.3
鲢鱼	3.6	鲑鱼	7.8
银鱼	4.0		

　　在减肥的时候，推荐大家吃脂肪含量低的鱼，这样可以减少脂肪摄入，预防超重和肥胖。

　　值得一提的是，吃鱼虽好，但最好采用清蒸或水煮的做法。如果把一条脂肪含量低的鱼用来煎炸烤，虽然口感好，但是需要放很多油，这样无形中又增加了热量的摄入，同时增加了患癌的风险。因此，对于鱼的做法，首选清蒸和水煮，这样比煎炸烤要健康得多。

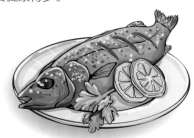

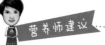
营养师建议

　　鱼中所含的EPA和DHA均能降低血中胆固醇。DHA被称为脑黄金，可以健脑益智，增强大脑功能。因此，鱼类尤其是深海鱼更适合需要减肥的女性食用。

4. 吃什么水果更有利于减肥

几乎所有人都知道吃水果好，要减肥的话更建议多吃水果。这是因为水果吃起来比较方便，不用烹饪，而且相对来说热量较低。肉类相对于水果来说，热量就明显高得多。

所以，想减肥的人大多会选择多吃水果。可是水果的种类比较多，很多女性都不知道该怎么选择。下表是以每100克水果所含的热量做对比，从低到高的分析图。

常见水果（每100克）	重量（克）	热量（千卡）
西瓜	100	26
葡萄	100	44
菠萝	100	44
樱桃	100	46
梨	100	50
桃	100	51
苹果	100	54
猕猴桃	100	61
荔枝	100	71
香蕉	100	93

（数据来自：中国疾病预防控制中心营养与食品安全所编著的《中国食物成分表》第2版）

通过以上表格，大家会发现这些餐桌上常见的水果，同样是100克，所产生的热量却有较大区别。

很多人一看，没想到西瓜热量那么低，好高兴，甚至有点欢呼雀跃的感觉吧？别着急，大家仔细想想，一个西瓜重量大概5千克，100克西瓜就是一小块，而一般人都会大块大块地"啃"。很多人在夏季吃西瓜，可以一次吃半个，甚至一个，那摄入的总热量就很高了。所以说，虽然西瓜热量低，但是吃多了热量也很高。对于减肥的人，吃西瓜的时候也得把控好量。

我们再来看看香蕉，想不到吧？它竟然有那么高的热量。很多人在减肥期间都会选择香蕉，原因是可以帮助排便，这倒是个不错的理由，但是它的热量不低哦！一般一碗米饭的热量在110千卡左右，与摄入100克香蕉的热量差不多，所以，相比之下，香蕉也算是高热量水果。

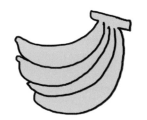

营养师建议

在减肥期间，最好选择热量适中的水果，例如苹果、梨、菠萝、樱桃、猕猴桃等，这样较不容易长胖。同时要注意食用的量，否则同样会因摄入过多热量而导致脂肪堆积。

5. 要减肥，用这个替代主食效果更好

之前与朋友一起自驾游，从北京出发，一路向北，目的地是位于内蒙古的一座美丽城市。路上大概需要花7个小时，在这么长的时间里，大家难免会感觉到饿。我是该旅途中唯一的营养师，所以由我来给大家安排路上吃的食物。

我给大家准备的是：苹果每人一个，牛奶每人一袋，牛肉干每人一中包，面包每人两片，黄瓜每人一根，圣女果每人五颗，核桃仁每人两颗，茶叶蛋每人一个，香蕉每人一根。挑选以上食物的原因是它们的营养价值都比较高，而且便于携带和食用。

到达目的地后，接待的人早已安排好当地特色美食来盛情款待我们，包括烤全牛、羊肉、猪肉、鸡肉、各式蔬菜和杂粮等。其中有一道菜给我印象很深，它的主要食材是大家非常熟悉的土豆。切成块的土豆与酸菜、豆腐、牛肉一起炖煮，荤素搭配，菜、肉和主食（土豆）都有了，不仅营养丰富，而且口感真的不错。如果是一个人做饭，这一个菜就可以搞定一餐，营养均衡，做起来也简单。

坐在我旁边的几个当地女孩，身材都不错，能歌善舞，极力推荐我吃她们当地的土特产——土豆。她们说："在这里，我们把土豆叫山药蛋，把它当主食吃，不容易长胖。你看我身材还不错吧，就是因为我把这个山药蛋当饭吃，坚持吃土豆的这些年，身材一直没有发胖。"

她们说的真没错，土豆是一种可以当蔬菜和主食的健康食材。其含有丰富的淀粉和多种氨基酸。在冬天吃不到新鲜蔬菜的时候，可以通过吃土豆来获取一定量的维生素C及矿物质。土豆的做法有很多，如炸、蒸、水煮、焖、烤等，但清蒸和水煮的做法更有营养。

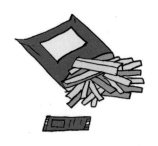

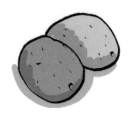

6. 喝什么粥更有利于减肥

人们一般习惯在早餐和晚餐喝粥，那么对于减肥的人来说更适合喝什么粥呢？

这里建议大家喝杂粮粥，好处多多哟！

（1）饱腹感很强

大家可以试试在早上喝一碗白米粥，但与杂粮粥相比，肯定是杂粮粥更好，因为它在肠道停留的时间长，可以延续人体对热量的吸收，且饱腹感更强。

（2）膳食纤维多，有利于排便

肠道里的废物和毒素是需要及时排出的，但是，如果体内膳食纤维不够的话，肠道蠕动减慢，就不能及时将毒素排出。只吃精白米面（膳食纤维少）的人，排便效果没有每天吃一碗杂粮饭或者喝一碗杂粮粥好。

（3）富含B族维生素和矿物质

B族维生素可以帮助机体抵抗减肥期间的压力，是一种有利于人体减压的营养素，而且能帮助身体燃烧脂肪，是一种有利于降脂的营养素。它存在于大部分谷物的麸皮中，所以如果只吃精白米面，摄入的B族维生素就不够。杂粮粥中豆类所含的矿物质非常丰富，比如铁元素，红豆中的铁含量就很高。

（4）杂粮粥往往有豆类和谷类，氨基酸可以互补

豆类蛋白质中蛋氨酸含量低，赖氨酸含量高；谷类蛋白质中赖氨酸比较低，蛋氨酸含量高。两者相互结合，取长补短，氨基酸可以得到互补，从而提高各自蛋白质的生理功效，提升营养价值。

（5）一周杂粮粥食谱

每天吃50～200克的粗杂粮，可以帮助我们控制体重。下面是推荐给大家的一周杂粮粥食谱。

一周	粥品
周一	八宝粥
周二	红小豆粥
周三	薏苡仁莲子粥
周四	绿豆黑豆粥
周五	芸豆蚕豆粥
周六	绿豆红豆粥

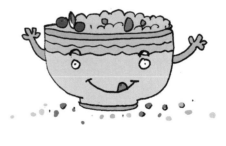

7. 非常实用的减肥食谱，你会做了吗

　　减肥并不是不能吃东西，而是应该吃一些利于消脂的食物。食疗减肥是健康的减肥方法，非常实用，值得各位爱美的女士试试。

　　以下罗列的有效减肥食谱，供你选择。

（1）冬瓜粥

　　带皮的冬瓜250克，洗干净后切小块；与大米100克，一起入锅，加入适量的水，待冬瓜及大米煮熟即可。早晚都可以喝，可以起到健脾化湿的作用。

（2）韭菜炒豆腐丝

　　韭菜100克、豆腐丝200克、盐3克、花生油15毫升。按照正常炒法一起清炒即可食用。

（3）猕猴桃

　　新鲜的猕猴桃若干个，吃果肉或者去皮榨汁喝。但要注意不要吃太多，否则容易引起腹泻。

（4）拌莴笋丝

　　莴苣250克，剥皮洗净后切成细丝，加入少许香油和盐拌匀即可。

（5）黑木耳红枣汤

　　黑木耳30克、红枣15克。将黑木耳洗净后用水浸泡约20分钟，红枣去核，两者一起入锅，加适量水，煮半个小时左右即可。可经常饮用。

（6）荷叶减肥茶

干荷叶3克、生山楂5克、陈皮2克。将这三味药材洗净，放入杯中，用沸水冲泡15分钟即可饮用。本品可消积化食、利水消肿。

（7）降脂茶

决明子3克、生山楂3克、生麦芽3克、茯苓3克、玫瑰花2克。将这些药材洗净，放入杯中，用沸水冲泡15分钟即可饮用。本品可活血化淤、消脂减肥。

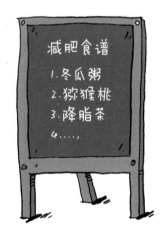

营养师建议

想减肥的朋友们，可以多食用利水消脂的食物，既健康又能达到减肥的效果。希望各位朋友们多实践，看看以上哪一款减肥食谱更适合你。

减肥食谱
1. 冬瓜粥
2. 猕猴桃
3. 降脂茶
4.……

早餐怎么吃更有助于减肥

　　周末和一群高中女同学聚餐，女性聚会当然少不了减肥的话题。其中梅梅的减肥方法特别引起我的注意。她说："我发现自己最近胖了不少，前天称了一下，整整增重了4千克，天啊！我平常怎么吃的啊？所以，最近几天我决定不吃早餐，由一日三餐变成一日两餐，希望有助于减肥吧。"我告诉梅梅："你认为不吃早餐能减肥，这是错误的观点。"为什么呢？不吃早餐不仅减不了肥，还容易增肥。一天不吃早餐就缺少了30%的能量摄入，到了中午估计会吃得更多。这样不仅对胃不好，而且会导致身体营养摄入不均衡。那么在减肥的时候，尤其是女性，早餐吃什么好呢？

　　减肥期间的早餐食物选择有很多，下面是给大家提出的建议。

　　① 选择富含膳食纤维的食物，如蔬果类，有助于促进身体毒素排出。

　　② 选择高蛋白的食物，如豆腐、黄豆。

　　③ 多喝水。

　　下面是给减肥者推荐的早餐减肥食谱。

　　无油健康大拌菜一盘：黑木耳（泡发6朵）＋西蓝花（5朵）＋黄瓜（中指长度一节）＋玉米（中指长度一节）＋山药（中指长度一节、蒸熟）＋苹果（半个）＋核桃（1个），拌在一起。

　　这个健康大拌菜的特点是营养丰富、饱腹感强，且热量低。有人问，这里面没有油怎么吃？之所以不放油，是因为油所含脂肪太高，不适合减肥人士。不过这里放了核桃，核桃含有不饱和脂肪酸，能促进脂溶性营养素吸收。

　　有了大拌菜，再加一个水煮鸡蛋，不仅能提供优质蛋白质，而且帮助消化吸收，营养均衡。若还感觉饿，还可以喝一杯牛奶或酸奶。这样的早餐搭配比一般的粥、面条，或者煎饼、馒头营养要丰富得多。

这样的健康早餐操作简单，且美味营养，非常适合减肥人士食用。各位爱美的女性朋友们不妨试试吧！

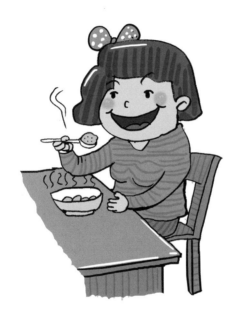

营养师建议

减肥期间早餐食物选择建议：摄入高膳食纤维食物和高蛋白食物同时还要多喝水。各位爱美的女性朋友们不妨试试我推荐的早餐减肥食谱吧！

9. 鸡蛋，健康早餐少不了

这里给大家分享一个关于鸡蛋的故事。记得早些年，我到较贫困地区做科普讲座时，见到一个老奶奶把自家母鸡下的蛋，拿到集市上换了一袋方便面给她的孙子当早餐吃。看到这一幕，我眼眶湿润了。我不仅为老人极低的营养健康素养所痛心，同时也为乡村孩子的早餐营养而担忧。下面就给大家科普一下关于鸡蛋的营养知识。

鸡蛋是我们早餐必不可少的食物之一，因为其含有丰富的营养素，对人体生长发育起着重要的作用。尤其是正处于生长发育期的孩子，早餐中必须要有一个水煮鸡蛋，这样才能在最大限度上满足其生长发育时期的营养需求。

鸡蛋在早餐中发挥着怎样的作用呢？

① 补充优质蛋白质。蛋白质是一切生命的物质基础，与粥和面包等食物相比，鸡蛋中蛋白质的氨基酸结构更完美，其必需氨基酸组成与人体基本相似，生物学价值也是所有食品中的佼佼者。另外，鸡蛋中蛋白质的人体吸收利用率也比粥和面包等食物高，特别有利于人体消化吸收。

② 提供多种维生素。鸡蛋是一个庞大的营养库，富含维生素A、B族维生素、维生素C、维生素D等，对人体生命活动的支持起着重要的作用。

③ 提高记忆力。鸡蛋蛋黄中含有丰富的卵磷脂、固醇类以及钙、磷、铁等矿物质。鸡蛋所含的丰富胆碱是合成大脑神经递质——乙酰胆碱的必要物质，同时也是细胞膜的重要成分，有助于提高记忆力，使注意力更集中。因此，对于以脑力劳动为主的

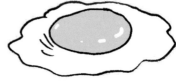

上班族和学生来说，早上吃一个鸡蛋非常有必要。

④ 有助于保护眼睛。蛋黄中所含有的两种抗氧化物质——叶黄素和玉米黄素，能保护眼睛不受紫外线伤害，还有助于降低患白内障的风险。早上吃一个鸡蛋，对用眼过度的电脑族也大有益处。

10. 女性喝咖啡能减肥吗

现代越来越多的女性喜欢喝咖啡，其中一位女性朋友问我："喝咖啡能减肥吗？我喜欢喝咖啡，但是又担心发胖，所以喝的时候有些心理压力，感觉很纠结。"综合分析看来，我认为喝咖啡是有利于减肥的。

超重和肥胖是现代人的"时尚病"，是现代社会的健康"杀手"之一。而咖啡能提高人体热量消耗的速率，促进人体新陈代谢，有助于控制体重。研究发现，咖啡中的咖啡因具有促进脂肪燃烧的作用。一般饮用咖啡后30～40分钟，血液中的脂肪酸浓度就会增高。另一项研究发现，饮用一杯咖啡就能使人体的新陈代谢率增快3%～4%，并能在体内维持一段时间。咖啡进入体内还能促进脂肪的分解，如果在喝咖啡后半个小时再进行一定强度的运动，那么将燃烧更多脂肪，减肥效果就会更好。

看了以上的分析后，爱喝咖啡的女性就不用担心了。咖啡虽好喝，但是也不要贪杯哦！每天喝一杯即可。

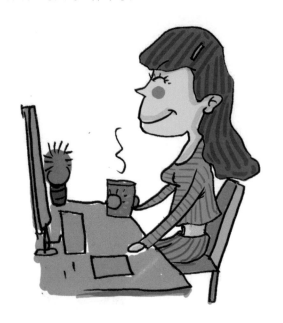

营养师建议

　　咖啡中的咖啡因具有促进脂肪消耗的作用，能提高人体新陈代谢率，因此适量喝咖啡有助于减肥。但不宜过量饮用，否则对健康不利。

我曾收到网友的一段留言："熊苗营养师您好！我一直都想减肥，也一直在减肥，可总是瘦不下来，您说这是为什么呢？我承认我爱吃，估计是一些坏习惯影响了减肥效果。我喜欢吃口味重的食物，而且因为工作关系，经常在睡前吃夜宵，否则睡不着。但我还是想减肥，请您指点一下。"

这位朋友的留言中所描述的状况，我想也是很多想减肥的人出现的通病。那我们先来了解一下，到底有哪些坏习惯会阻碍减肥。正在减肥道路上的你，是不是也"中枪"了？

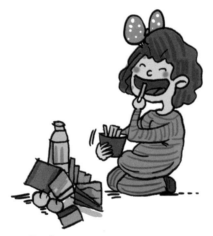

（1）难以抗拒零食

零食是女生最不能抗拒的诱惑之一，无论是香甜诱人的饼干、巧克力，还是脆口的薯片，即使肚子饱了，很多女性依然可以不管不顾地大吃特吃。可零食是导致赘肉疯长的罪魁祸首，好吃但不一定有营养，而且热量非常高。一袋薯条的热量几乎相当于一顿正餐的热量。

（2）喜好重口味

很多人在做菜的时候，喜欢放很多油、盐、糖和其他调味品，使菜肴变得更美味，殊不知，这也是导致肥胖的重要原因。在烹调时，各种食用油往往用量过多。要知道，烧菜时用的豆油、菜油、花生油等也是油脂，它们所产生的热量并不低，因此不宜多食。有些人在做菜时还会放糖，久之，摄入的热量不断增加，赘肉就在不知不觉中增加了。

（3）睡前吃夜宵

俗话说"马无夜草不肥"，其实人也一样。睡前吃夜宵不仅容易导致肥胖和胃肠疾病，还会影响第二天的饮食，造成恶性循环——晚上吃夜宵，导致第二天早上没胃口吃早餐，午餐应付了事，晚餐再一次吃个够。久而久之，赘肉自然就会找上门来。

（4）不爱吃早餐

很多上班族早晨起得晚，来不及做早餐，因此经常不吃早餐。但是到了上午10点钟左右就会感到饿，这时候就会出现饥不择食的情况，看到什么吃什么，如饼干、巧克力、饮料等。这些零食吃了也不顶饱，但是热量却不低。其实，不吃早餐不仅容易伤胃、伤脑，还容易发胖，所以想减肥的人一定要吃好早餐。

营养师建议

要想减肥成功，就必须戒掉爱吃零食、喜好重口味、睡前吃夜宵、不爱吃早餐等坏习惯。改掉这些坏习惯，不仅有利于减肥，还有利于我们的身体健康。

12. 常吃这些食物可以减小肚腩

有一位网友给我留言，咨询我如何减小肚腩。这个问题很普遍，我身边也有很多女孩脸型看起来挺漂亮，腿也不胖，就是有小肚腩，穿起衣服来总感觉不好看。怎么办？可不可以通过吃一些食物来减掉它呢？

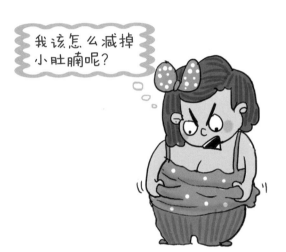

我该怎么减掉小肚腩呢？

当然可以了，我们可以选择一些低热量的食物，例如芹菜、绿豆芽、西红柿、竹笋、柠檬、菠萝、猕猴桃、苹果等，来帮助减掉小肚腩。

（1）芹菜

芹菜可帮助人们润肠通便，调节钠钾平衡，能有效地带走胃肠里面的废物、毒素，消除腹部脂肪。芹菜不仅茎可以食用，其叶所含的营养素更多，烹调时不宜丢掉，可以与茎一起食用，凉拌清炒皆可。

（2）西红柿

西红柿所含的膳食纤维可以吸附肠道内的多余脂肪，将油脂和毒素排出体外。西红柿中还含有番茄红素、果胶等成分，可以降低热量摄入，减少脂肪积累。

（3）竹笋

竹笋具有低脂肪、低糖、高膳食纤维的特点，经常吃不仅能促进肠道蠕动，还能帮助消化、消积化食、预防便秘，并且有预防大肠癌的功效。经常食用对消除小肚腩很有帮助。

（4）猕猴桃

猕猴桃中含有丰富的维生素C，所含的丰富膳食纤维和钾也是减肥的重要营养素。同时，猕猴桃含有大量的蛋白质分解酶，用于消除堆积在腹部的脂肪最好不过了。猕猴桃有着酸酸的口感，不仅能预防便秘，还能帮助消化，并且具有美白肌肤的功效，每天吃1~3个最为适宜。

（5）绿豆芽

绿豆芽可以清除血管壁中堆积的胆固醇，防治心血管病变。更重要的是，它还可起到清肠胃、解热毒、洁牙齿的作用，同时可防止脂肪在皮下堆积，对于消减小腹有一定功效。

营养师建议

经常摄入以上食物可以帮助消减小腹，但想减肚腩除了会吃之外，还要配合适量运动，这样瘦身才能事半功倍。

逢年过节，面对满桌的美味佳肴，我们经常会不知不觉地吃多了，这时感觉撑得慌，是不是？怎么办？人往往在吃得过饱后，才后悔刚才不该那样大吃特吃。可是世上没有后悔药，吃得多了，就要想办法帮助消化。下面推荐三个方法来帮助消化，简单易操作。

（1）饭后按摩腹部

吃得过饱，你可以进行腹部按摩来促进消化，自右而左，可连续做二三十次。这样有利于腹腔血液循环，可促进胃肠消化。食后按摩腹部，不仅对消化有益，对全身健康也有好处，是一种简便易行、行之有效的养生法。很多女性朋友每天都在发愁腹部如何能消下去，不妨试试此方法，效果不错哦！

（2）饭后散步

吃饱后，不宜立即卧床休息。饭后宜做一些从容缓和的活动，对健康有益。建议吃完饭后，站20分钟，而后进行慢走，半个小时后，再快走一

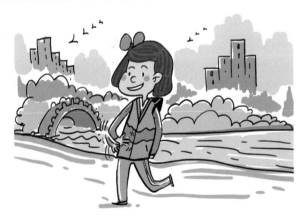

会儿。进食后适当活动身体，有利于胃肠蠕动，还可促进消化吸收，而散步是最好的活动方式。如果在饭后，边散步，边按摩腹部，则减肥效果更佳。

（3）饭后听听音乐

饭后听听音乐，做一些缓和的舞蹈动作也是不错的，自己感觉舒服就好。千万别吃饱了就马上睡觉，那样不利于消化。

希望大家在遇到美味的时候，抵制住诱惑，适可而止，给胃留一点空间，这样会感觉更舒服。

营养师建议

饭后按摩腹部、饭后散步、饭后听听音乐都有助于饭后消化。但最好是遇到美食时要给胃留一点空间，这样胃的负担才不至于加重。

14. 最瘦腿的蔬菜是哪种

有一位网友咨询："请问有没有可以瘦腿的蔬菜呢？我想把自己的腿给瘦下来。"在这里给大家分享一种可以瘦腿的蔬菜——白萝卜。

大腿是人体用来储备能量，以备不时之需的"仓库"，因此最容易堆积脂肪。很多大腿较胖，并深受其困扰的女性朋友，不妨试试食用白萝卜。它含有辛辣的芥子油成分，具有促进脂肪类代谢、加速新陈代谢、促进排便的功效，这也是白萝卜被称为"最瘦腿蔬菜"的原因。

白萝卜是减肥圣品，同时含有的维生素C和微量元素锌，也有助于增强免疫力和抗病能力。

白萝卜一般人都可食用，且做法多种

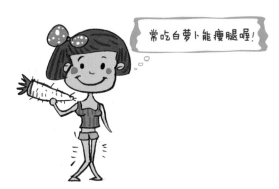

常吃白萝卜能瘦腿喔！

多样。比如凉拌萝卜丝、白萝卜炒牛肉、白萝卜炖排骨等。秋冬时节，白萝卜非常合适食滞腹胀的人群食用，可用来煮粥、煲汤。

当然了，光吃不动也是难以达到瘦腿效果的。吃动平衡才是保持好身材的硬道理。比如跳绳、健走、慢跑、游泳等都能把腿上的肥肉锻炼成肌肉，使其变得紧致起来。此外，腿胖的人还可以在穿衣上搭配一下，比如用长裙、长裤遮盖，配高跟鞋一起搭着，这样走起路来身材也会显得高挑修长。

营养师建议

白萝卜不仅能助于消化和促进脂肪类食物的新陈代谢，防止皮下脂肪的堆积，同时还有顺气和促进排便的作用，所以能起到瘦腿的作用。但吃动平衡才是保持身材的硬道理哦！

你知道最瘦脸的蔬菜是哪种吗？有好多人问我吃什么可以让圆圆的大脸瘦下来。在这里给大家介绍一种物美价廉且能帮助局部瘦脸的蔬菜——芹菜。

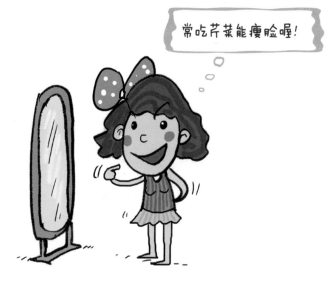

常吃芹菜能瘦脸喔！

相传，在古时候，普普通通的芹菜曾救过一对以采药为生的恩爱夫妻，故被取名为"情菜"。随着时间的推移，"情菜"最后被称为现在的芹菜。古往今来，人们对芹菜都十分喜爱。唐代宰相魏征对饮食相当讲究，也非常喜欢吃芹菜，几乎每天都用糖醋拌芹菜来吃。

芹菜含有丰富的膳食纤维，其本身所含热量极低。当我们食用一根芹菜时，咀嚼它需要消耗5~8千卡的热量，在肠胃中消化又需要大约5千卡的热量。这样下来，消化一根芹菜所需要的热量就已经超过了它本身所含有的热量，当然会"越吃越瘦"了。

芹菜不仅能利尿消肿，还具有镇静安神、防癌抗癌等作用。它所含的膳食纤维可有效促进胃肠蠕动，还可以排毒养颜，经常咀嚼有利于脸部肌肉运动，是当之无愧的最瘦脸的蔬菜。芹菜是家庭餐桌上常见的蔬菜，其含有丰富的钾，特别适合高血压者食用。

下面给大家推荐一道芹菜苹果汁。

材料 芹菜200克、苹果1个、莴苣200克、胡萝卜100克、菠萝100克、蜂蜜20毫升。

做法 将所有材料洗净，切小块，加上适量凉开水，一起放入果汁机中榨汁，加入适量蜂蜜，即可饮用。

瘦脸除了吃芹菜，还可以经常给面部做一些按摩，从下往上提拉，促进血液循环，通经活络，让面部肌肉更紧致。长此以往，你的脸就能轻松瘦下来，不打针不吃药，美丽随后到。

营养师建议

芹菜含有丰富的膳食纤维，其本身所含热量极低，在咀嚼的过程中就能起到瘦脸的作用。同时配合面部按摩，脸就能轻松瘦下来啦！

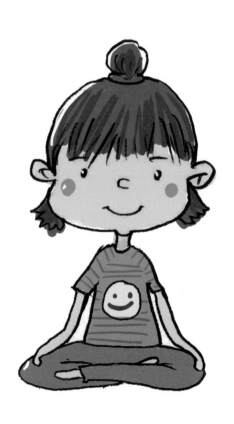

Chapter **2**

最美女人配方，
你知道了吗

1. 女性每周一天的"排毒养颜日"

每周你都可以拿出一天来，给自己的身体排排毒，犹如给满是灰尘的房间来个大扫除，常扫常清，常清常亮。我们的身体犹如一台精密的仪器，每天承担满满的工作负荷后，或多或少会沾染些尘土，这就是我们所说的毒素。所以，我们需要及时打扫，让臃肿的身体轻盈起来。周日来一套排毒养颜餐吧，既健康又可以瘦身。

（1）晨起喝2杯水

早上睡到自然醒，起来后去洗手间解决大小便；然后开始烧开水，放凉后喝250毫升，这杯水可以补充昨夜睡眠呼吸流失的水分；接着开始调制一杯200毫升的蜂蜜水，这杯水犹如滋养液，能滋润你身体的各个部位。

（2）早餐：排毒养颜果蔬汁+一个蒸红薯

喝完2杯水后，建议到楼下快走30分钟。运动回来后有些口渴了，就可以制作排毒养颜果蔬汁，记得选择解毒能力最强的时令果蔬，比如猕猴桃、芒果、橙子、西瓜、提子及柿子椒、黄瓜、西蓝花、胡萝卜、红薯、芹菜、黑木耳等。用猕猴桃、黄瓜、芹菜梗一起榨汁，可以清热解毒，尤其适合上火长痘痘的人，其中含有丰富的维生素C，抗氧化效果很好。喝一杯这样的果蔬汁，同时搭配一个蒸熟的小红薯，能提供丰富的碳水化合物和膳食纤维，这就是推荐给大家的排毒营养早餐。

（3）午餐：一个大拌菜

可以选择半个西蓝花（焯水）+黑木耳+胡萝卜+西红柿+少许白芝麻一起凉拌，加三滴橄榄油和一点盐，再搭配一个蒸熟的玉米。这就是为你推荐的健康午餐。

（4）晚餐：一杯酸奶+一个苹果+一个芒果

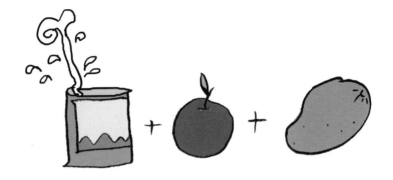

　　晚上建议吃得更少，但也不能缺乏营养。一天的食物必须有蔬菜、水果、粗粮、牛奶，在排毒的同时，还可以保证营养全面。因此，一杯酸奶＋一个苹果＋一个芒果就是不错的晚餐选择。

　　饿的时候，可以来杯柠檬水，坚持一下就可以愉快地度过。晚上躺在床上摸摸自己扁平的小肚子，感觉真不错，第二天称体重肯定比前一天要轻一些，这时你会很有成就感吧。美女们，一起来排毒吧，你可以做得更好！

营养师建议

　　一周吃一次排毒养颜餐，给自己的身体放个假，不仅能养颜瘦身，还有助于排除体内毒素，特别适合爱美的女性朋友们！

有一位网友给我发来了一条咨询信息，让我推荐一款适合女性喝的排毒养颜茶。我给她推荐了好几款，在这里也分享给其他爱美的女性朋友，希望你们也能找到适合自己的排毒养颜茶。

（1）普洱菊花茶

普洱不含咖啡因，不用担心喝了会影响睡眠。普洱性温，菊花性微寒，两者一起煮可中和彼此药性。普洱菊花茶能排毒养颜，适合各种体质的人饮用。

自制方法：取普洱茶叶10克和菊花3克，一起放入杯中，用开水冲泡，闷泡10分钟之后即可饮用。此茶口感十分清爽，可每日饮用一杯。

（2）黑糖姜茶

女性生理期也是排毒的好时机，这个时期要好好保护自己，将毒素及时排出体外。这款黑糖姜茶最适宜生理期的女性饮用，可以减轻生理期疼痛及腹胀感。

自制方法：取老姜10克拍碎，加入黑糖5克，同煮20分钟后即可饮用。记得要选用老姜，效果最佳，黑糖切忌加入过多。此茶平时也可饮用，生理期饮用最佳。

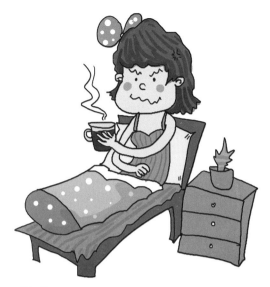

（3）罗汉果茶

罗汉果不仅能润肺止咳，还有润肠通便的功效。此款茶品适合吸烟的女士饮用，能有效地清除肺部的有害物质，是一款极好的养肺茶。罗汉果茶甜味纯正，热量低。喜爱甜饮又害怕发胖的女生经常喝这款茶，可排毒养颜、美白肌肤、延缓衰老。

自制方法：取干罗汉果小半个，撕成小片，放入杯中，倒入开水，闷泡5分钟之后即可饮用。这款茶味道清香甘甜，排毒养颜效果极佳。罗汉果甜味比较重，不宜一次性放太多，以免影响口感。

营养师建议

在日常生活中，花点心思自制排毒养颜茶，轻轻松松为自己的健康美丽加分，也不失为一种美容养生之道。

3. 食物中的"排毒高手"，你必须知道

每逢长假，不少女性朋友们过足了嘴瘾，却增加了体重。看着体重秤上的数字，心里不得不开始嘀咕："天啊，一放假又长胖了几千克，怪自己太贪吃了，怎么办？我要排毒，把体内多余的脂肪和废物排出来！"我想很多女朋友们都有这样的想法，对此我非常支持。接下来，给大家介绍几种食物中的"排毒高手"，经常吃能保持好身材哦！

（1）魔芋

你吃过魔芋吗？你认为它是一种芋头吗？当然不是。魔芋很有嚼劲，口感脆滑，几乎不含热量，而且蛋白质、维生素、矿物质、膳食纤维都非常丰富，能帮助人体排出有害重金属，比如铅。同时，魔芋当中富含的葡甘露聚糖会吸水膨胀（膨胀系数可高达80～1000倍），使人体消化吸收减慢，因此有很强的饱腹感，加上热量低，是所有减肥人士的最爱。

魔芋内富含的膳食纤维还可促进肠道蠕动，清除肠壁上的废物，防止肠道癌症。因此魔芋被称为"排毒高手""血液净化剂"，能把体内多余的脂肪和废物及时清理干净，让你的身材变得轻盈。

魔芋的推荐吃法有烧、焖、炒（魔芋炒韭菜）、蒸、煮，特别推荐魔芋冬瓜汤，是一款减肥瘦身必备之汤。

（2）黑木耳

黑木耳号称"肠道清道夫"，但怎么吃才能瘦身呢？我认为凉拌最佳。下面给大家推荐几种瘦身菜肴：凉拌黑木耳黄瓜丝、凉拌黑木耳洋葱丝等。

（3）牛蒡

牛蒡，不是牛身上的一个零部件，而是一种根茎类植物。牛蒡是很值得推荐的瘦身食材，形状类似山药，含有丰富的膳食纤维，能净化人体内环境，清理血液和肠道垃圾，并刺激大肠蠕动，帮助排便，减少毒素、废物在体内积存。因此食用牛蒡能排毒养颜、延缓衰老。

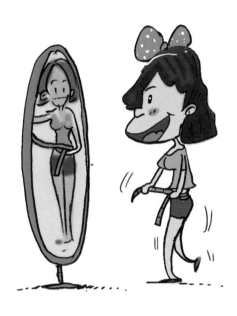

营养师建议

以上三种食材既能瘦身又能养颜排毒，是食物中的"排毒高手"。女人会选、会吃，才能吃出好身材。

4. 外出旅行晒黑了，怎么办

　　长假刚过几天，就有人向我诉苦，说外出旅行晒黑了，想咨询美白的方法。对于女同胞的请求，我总是会想办法满足她们。国庆期间，我有3天待在海边，吹着海风，晒着太阳，面部肤色也有些干燥、发暗，需要美白。下面就把我的美白方法分享给大家。

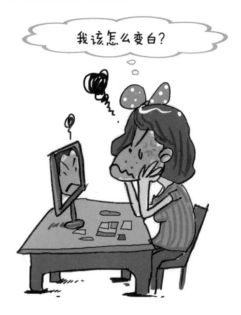

　　我们知道，皮肤晒黑通常会伴随黑斑问题。有时在接触过量紫外线的曝晒后，皮肤可能会出现红肿、水泡以及变硬、变厚等情形，甚至会出现干燥、粗糙、缺水、发炎以及晒伤症状。皮肤的颜色与黑色素细胞制造黑色素量的多少有关，在紫外线的刺激下，黑色素细胞会制造更多的黑色素以阻挡紫外线，从而导致肤色变黑。

想要皮肤变白，就要避免黑色素细胞受到酪氨酸酶活动的影响，所以做好防晒至关重要。除此之外，还需要补充一些具有抗衰老、美白作用的食物，比如富含维生素C的食物，如柠檬、苹果、橙子、橘子、猕猴桃、菠萝、西红柿、草莓、葡萄、酸枣、鲜枣等酸味水果。

我每天都要吃三种水果，比如猕猴桃、橘子、葡萄等。这些食物所含的营养成分可抑制皮肤酪氨酸酶的活性，减少黑色素形成，帮助消除斑点。除了吃之外还可以涂抹芦荟膏，因为芦荟具有美白、保湿、补水功效，外出旅行可带上一瓶随时涂抹，及时防护肌肤。

营养师建议

要想皮肤变白，做好防晒是最重要的。此外，多摄入富含维生素C的食物以及涂抹芦荟膏都可以使皮肤变白。

5. 补充这些营养素，让你的胸部挺起来

美丽的女性少不了挺拔的胸姿，相信大部分爱美的女性都希望自己能拥有挺拔的胸姿，因为这样才能让身体的曲线更美更突出。很多女性寻求人工手段，如植入假体让胸部增大。但从专业营养师的角度来看，补充一些相应的营养素同样可以达到胸部挺拔的效果，而且安全无副作用。

营养素可以滋养我们的身体，让各个组织的细胞充满活力。那么，胸部丰满需要哪些营养素呢？

（1）维生素C

维生素C是维持人类生命的重要营养素之一，不仅有美白、养颜、抗病的功效，而且对于保持女性乳房挺拔、防止乳房变形有着重要的作用。人体无法自身合成维生素C，必须从食物中来获取。建议经常吃猕猴桃、西蓝花、橘子、柠檬、彩椒、樱桃、草莓、苹果、菠萝等。

（2）维生素E

维生素E是一种具有抗衰老功效的营养素，能减少皱纹、美容养颜、促进乳腺发育、丰满乳房等。建议经常吃各种坚果，如核桃、花生、榛子、杏仁等。

（3）维生素A

维生素A能促进雌激素分泌，增加胸部组织弹性。建议常吃胡萝卜、鸡肝、鸭肝、猪血、菠菜、黑木耳、十字花科食物等。

（4）B族维生素

B族维生素能帮助雌激素的合成，从而促进胸部发育。建议常喝牛奶，常吃牛肉、豆制品、粗杂粮、瘦肉等。这些食物中也富含钙、铁、锌及蛋白质等胸部必备营养素。

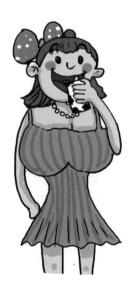

营养师建议

注意饮食均衡营养，多摄入富含维生素C、维生素E、维生素A、B族维生素的食物，有助于保持胸部丰满的状态。

6. 哪些食物对乳房健康有益

一些爱美的女性都特别在意胸部外在的挺拔，但是却忽略了对乳房内部健康的保养。所以，接下来我想谈谈有哪些食物有助于女性乳房健康。

（1）豆类及其制品

豆类主要包含黄豆、绿豆、黑豆等。常吃豆类及豆制品，对女性的乳房健康有益。因为豆类及其制品中含有大豆异黄酮，能降低女性体内的雌激素水平，减轻经期乳房不适，并能使血糖维持在较稳定的水平。例如饿的时候，喝一杯豆浆，可以有效缓解饥饿感。

（2）菌类

银耳、黑木耳、海带、香菇、猴头菇菌等菌类食物，不仅能增强人体的免疫力，还有较强的防癌抗癌作用。研究表明，多吃这些食物可为女性的乳房健康加分，而且这些食物能量很低，不用担心发胖。烹调的时候记得少放油，这样更有利于减少热量的摄入。

（3）坚果种子类

核桃、杏仁、芝麻、花生等坚果种子类食材，含有维生素E、卵磷脂、蛋白质，以及大量抗氧化物质，可起到丰胸抗癌、增强乳房弹性的作用。胸部的丰满需要脂肪的支撑，因此每天在早餐时适当地吃些坚果种子类食物很有必要。

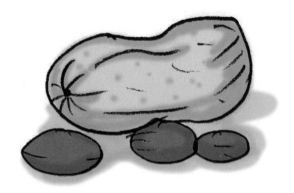

　　除了在饮食方面注意改善外，还可以做一些运动。例如走路抬头挺胸，常做扩胸运动、引体向上、俯卧撑、举哑铃或拉簧等，可以使胸肌得到锻炼，从而促进乳房健康。还可以坚持乳房按摩，每天在洗澡时或睡觉前按摩乳房，有利于疏通乳腺，预防乳腺疾病的发生。

营养师建议

　　平时多摄入豆类及其制品、菌类、坚果种子类等食物，同时坚持胸部按摩与胸部锻炼，能使我们的乳房处于健康状态。

7. 怎样自制水果面膜

我们每天都吃水果，但是你试过用水果给自己制作面膜吗？水果面膜取材天然，不含任何添加剂，安全无副作用。同时，水果水分充足，营养丰富，具有美白、补水等诸多功效。在这里教大家制作两款水果面膜，让你的肌肤水润起来。

（1）苹果牛奶面膜

俗话说"一天一苹果，疾病远离我"。每天吃一个苹果能获得有益身体的维生素、矿物质、膳食纤维，还能促进新陈代谢，预防便秘。同时，苹果中含有大量水分和各种保湿因子，对肌肤有一定的保湿作用。牛奶中含有丰富的优质蛋白、维生素和矿物质，具有天然的保湿效果，极易被肌肤吸收。两者搭配做成面膜，补水效果极佳。

首先将苹果去皮捣成果泥，然后加入新鲜牛奶，搅拌均匀后涂于脸部，15～20分钟之后用温水洗净即可。此款面膜可每周敷1次，具有使肌肤保持细滑、滋润、白嫩的作用，并可缓解暗疮、雀斑、黑斑等皮肤问题。

（2）黄瓜补水面膜

很多人喜欢吃凉拌黄瓜，其实它还可以制作成面膜来护肤。黄瓜汁水丰富，极具滋润的功效，所含的丰富的维生素C还可以增强肌肤的抗氧化能力，是滋养肌肤的必备营养素。

可用黄瓜榨汁敷脸，也可以切片贴脸，补水保湿效果很好。现在，很多明星都推荐用黄瓜来补水美容哦！

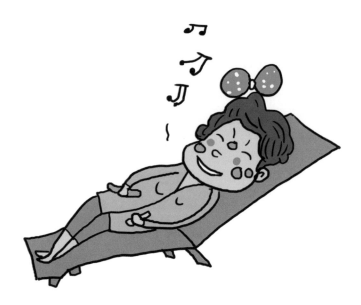

营养师建议

　　自制水果面膜，简单安全，健康且养颜。以上两款水果面膜都具有良好的补水保湿功效，尤其适合秋冬季节使用。

8. 心情不好时，吃什么水果可开颜

你是否有时会莫名地出现心情低落？或者前半个小时还笑容可掬，不一会儿，脸上就变得阴云密布？或者刚刚打电话和朋友聊得很开心，放下电话就开始烦恼、不搭理人？以上情况多见于女性，这种莫名的烦恼常让对方感到不知所措。都说女人的心思很难猜，猜来猜去也不明白，的确是这样，我也有同感。

以上出现的情况都很正常，各位女性别太在意。让我来想办法帮助大家缓解不安的情绪。下面给大家推荐可以让你心情变好的水果。

（1）柚子

柚子口感酸酸的，具有生津止渴、促进消化的功效。每天吃1～2瓣柚子，可开胃下气，让你的心情即刻好转，开开心心地过好每一天。

（2）西瓜

当你又烦又渴的时候，不妨吃一块西瓜或者喝一杯鲜榨西瓜汁，清凉止渴。红红的西瓜也会让你的心情变得好起来，不再低落烦恼。西瓜还具有利尿、解酒毒的功效，酒醉、心情不好、小便不利的人，可以多喝西瓜汁哦！

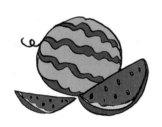

（3）香蕉

香蕉是可以让人开心的水果，同时具有养胃的功效。有人建议，男士

陪女士逛街时，如果男士心烦了，不妨及时给他一根香蕉，这样能让他的心情立刻好起来，顺利耐心地陪你继续逛街。

（4）葡萄

葡萄具有除烦止渴的功效，口感酸酸甜甜，颜色鲜艳多彩，可以开胃，让你心情变好。当你烦恼的时候，来一串葡萄吧，一颗一颗地往嘴里送的时候，特别有成就感。另外，吃葡萄还具有抗衰老的功效呢！

（5）柠檬

柠檬不仅可以促进消化，而且香味沁人心脾，闻着那淡淡的清香，你的心情会逐渐好起来。不管是现切的柠檬还是干柠檬片，大家都可以经常用来泡水喝，还可及时补充维生素C。

（6）甘蔗

心烦口渴的时候，喝杯鲜榨的甘蔗汁吧，或者买一根甘蔗慢慢啃，越啃越来劲，啃着啃着心情就好多了。甘蔗那甜甜的滋味，可以让你忘却烦恼，好好地享受生活的甜蜜。

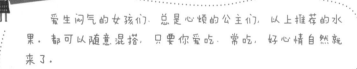

营养师建议

爱生闷气的女孩们，总是心烦的公主们，以上推荐的水果，都可以随意混搭，只要你爱吃，常吃，好心情自然就来了。

9. 女性压力大，如何营养减压

大都市的"白、骨、精"——白领、骨干、精英们，每天都会感觉压力大，那么，怎么才能从营养方面进行减压呢？

（1）戒除食瘾：咖啡、巧克力、酒、糖的诱惑

咖啡因：会刺激肾上腺素分泌，降低身体应对压力的能力，并且阻碍锌、铁吸收。包括咖啡、茶、可乐、能量饮品等。

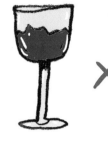

巧克力：属于吃了还想吃的"上瘾"高糖食品。

酒：刺激肾上腺素、升高血糖、损害大脑神经，损耗维生素和矿物质，加重肝脏解毒负担。

糖：提高内啡肽水平，容易使人上瘾。

（2）营养减压

感觉压抑时首选菠菜。

反应慢、昏昏欲睡时首选鸡蛋。

异常愤怒时首选瓜子。

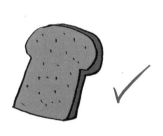

委屈、情绪低沉时首选香蕉。

焦虑、神经质时首选燕麦。

补充B族维生素，选择杂粮、麦麸、全麦面包、动物内脏、瘦肉等。

补充钙、镁，选择奶类、豆类（钙含量高）、香蕉、荞麦、种子类（镁含量高）。

补充ω-3脂肪酸，选择深海鱼类。

平衡酸碱值，选择新鲜蔬菜水果等，可缓解疲劳、减轻压力。

营养师建议

女性压力大，应注意从两方面进行减压：①戒除食瘾，戒除增加压力的食物；②营养减压，选择可以减轻压力的食物。

10. 女性必吃的"妇科圣药"，你要知道

深秋时节气候干燥，女性吃什么能滋阴润燥？喝什么汤能补养身体？下面给各位女性朋友介绍一种女性必吃的"妇科圣药"——乌鸡。

《本草纲目》认为乌鸡有补虚劳羸弱、止消渴、益气血、治妇人崩中带下及虚损诸病的功用。乌鸡享有"药鸡"的美誉，为民间熟知的滋补强壮之品，也被视为"妇科圣药"。

中医认为，乌鸡入肝、肾经，有滋阴补肾、补血养肝、美容养颜的功效。乌鸡的药用和食疗价值，更是普通鸡所不能媲美的。因此，乌鸡又被称作"名贵食疗珍禽"。食用乌鸡可以提高生理功能、延缓衰老、强筋健骨，对防治骨质疏松症、佝偻病、缺铁性贫血症等有明显功效。

（1）乌鸡是人体血液的"净化剂"

乌鸡中的DHA、EPA含量是普通鸡的2倍以上，它们都属于不饱和脂

肪酸。实验证明，DHA和EPA能提高大脑的学习记忆能力，激活脑细胞，减少血液中的胆固醇含量，抑制血小板的凝血功能，以降低血栓的发生率。也就是说，这类人体必需的多不饱和脂肪酸物质可以提高智力、预防老年痴呆症，并且可以清洁血液，预防脑血栓和心肌梗死。

（2）乌鸡含有神秘的黑色素

乌鸡之所以被称为乌鸡，不仅是因为它的皮肤和肉是黑色的，还因为它的骨头也是黑色的，这是生物界极其罕见的独特现象。研究表明，黑色素入药后，能起到促进人体红细胞和血红蛋白增生的作用。黑色素是乌鸡有着良好药用价值的秘密所在，能起到调节人体免疫功能和抗衰老的作用。对于虚弱的女性，特别是产妇以及体虚血亏、肝肾不足、脾胃不佳的人，乌鸡是比较适宜的补品，当然也适合消瘦、心烦潮热、腰腿疼痛的女性食用。

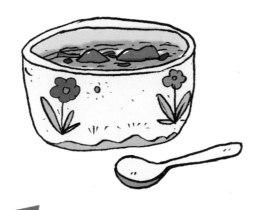

营养师建议

乌鸡不仅肉质细嫩，味道鲜美，而且具有补气养血、延缓衰老的功效，是女性秋冬的滋补佳品。

11. 皱纹悄悄爬上来该怎么办

都说女人天生爱美，这句话说得太有道理了。记得有一次进行海上游轮之旅，在游轮餐厅中用餐的时候，我一眼望去，发现食客大部分是女性，且年龄多在50岁以上。我猜想，她们都退休了吧。

这些阿姨各个穿得花枝招展，体态匀称丰满，脸上洋溢着自信、幸福。当她们手中挥舞着花色丝巾照相的时候，那风姿绝对是一道亮丽的风景线。虽然笑起来时，眼角那一丝丝的皱纹仿佛在诉说着年龄，但是依旧风韵犹存。此刻，让我觉得，美是不分年龄的。

还有一次在免税商场购物的时候，我看见一位俏大妈买了不少面膜，问了好，闲聊几句，才知道原来她已经76岁。刚开始我以为她是给家里亲属买的面膜，原来那些面膜她是买给自己用的。

她说："女人天生就爱美，别看我年纪大，我也经常敷面膜，可以减少皱纹。"我听了后，竖起大拇指，对她说："给美丽大妈点赞。"

随后的几天里，我耳边经常回想起大妈那句话，着实让人回味无穷。我开始关注船上的几千人，看她们的服装打扮和购买的物品，最终得出一个结论：女人一定要美丽，爱美的女人不分年龄、长相，从年轻时候就要学会保养。

这次海上游轮之旅的"美丽刺激"，让我对额头悄悄爬上来的细纹尤其关注。下面就给大家总结一下皱纹形成的原因。

① 随着年龄逐渐增大，皮肤自然老化。

② 在特殊环境下，可由皮肤过度干燥而引起，比如处于高原地区、风沙比较多的地方。

③ 过度暴晒，比如经常生活在海边。

④ 不良的生活习惯，如大量吸烟、经常熬夜。

60　女人就要这样美下去——熊苗营养，助力健康了解了皱纹的产生原因，就要做好对策来预防。对这个不请自来的不速之客，我们要提前做好以下措施，让它少来或慢来。

① 出门时戴防紫外线的墨镜，或打伞、戴帽子。

② 及时给皮肤补充水分，让身体喝够水，给皮肤常补水。

③ 常吃胡萝卜、西蓝花、猪肝、鸡肝、瘦肉等富含维生素A的食物，能维持皮肤弹性，有助于新表皮组织再生。

④ 可经常用葡萄果肉、葡萄籽和皮一起榨汁喝，能有效抗衰老，预防皮肤皱纹产生，延缓皮肤老化。

⑤ 做凉拌菜的时候经常使用亚麻籽油、橄榄油、野山茶油等，它们富含人体必需的不饱和脂肪酸等物质，有利于维护皮肤组织。

⑥ 常给自己的皮肤敷适合的面膜，也有一定的护肤效果。

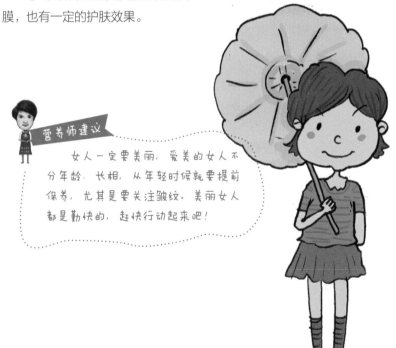

营养师建议

女人一定要美丽，爱美的女人不分年龄、长相，从年轻时候就要提前保养，尤其是要关注皱纹。美丽女人都是勤快的，赶快行动起来吧！

12. 女性比男性寿命长，有哪些奥秘

你有没有发现，好像身边的奶奶、大妈、阿姨的寿命大都比她们的配偶长一些？为什么通常女性比男性寿命长呢？这些年，我也一直在关注这个问题，下面就来探讨一下女性比男性寿命长的奥秘。

（1）女性身体细胞修复功能比男性更强

这是一项有关X染色体的研究。科研人员发现X染色体上有一个基因对DNA修复有重要作用，而有两条X染色体的女性在延缓衰老方面相对就"多了一层保障"，就可以更好地保护组织细胞的健康运转。一个人的细胞越健康，身体就越强壮，抵御外来侵袭的能力就越强。

（2）女性每月的月经有助于提高身体耐受性

女性每个月的月经，虽然对我们来说有些麻烦，需要悉心护理，但是这个小小的麻烦却能带给女同胞们更长寿的机会。女性每月月经出血量多时可达80毫升。在一些短期大量出血事故中，女性对应激反应的耐受性要比男性强一些，生存的概率也就相对较大。这个明显优势经常体现在一些灾害和意外事故中，这与女性特殊的生理机构是有很大关系的。

（3）女人比男人爱哭

大部分女性一生比男人流泪的次数多得多。俗话说：男儿有泪不轻弹。女人就不同了，遇到什么委屈、难过、感动、伤心的事情，都会动不动就落泪。这时候的哭，对女性来说是一种可以延长寿命的方法，因为通过哭可以及时排泄身体的"废物"，达到减压、排毒、释放心中压力的效果。

大家还记得刘德华唱了一首歌叫《男人哭吧哭吧，不是罪》吗？意思就是让男人学会在适当的时候减压。怎么减？哭一哭就好了，哭是减压的最好方式。要知道一个人压力很大的时候，身体的毒素会不断积聚，一旦积累到一定程度而没有及时排出，身体抵抗力就会下降，容易生病，从而影响生命的质量。

（4）女性比男性更懂得健康养生之道

在我授课的11年里，参加营养健康养生学习班的大多数是女性，她们热衷于学习美容、养生之道，更懂得如何保养自己身体的健康。这比大多数男性的生活方式要健康得多，很多职场男性需要应酬或加班，经常要喝酒、吸烟、熬夜等，所以更容易衰老。

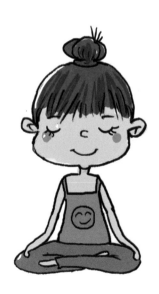

女性的生理、性格、生活习惯等因素通常比男性更占优势，因此女性通常比男性寿命长。女性要保持好合理膳食、适量运动、戒烟限酒、心态平和、爱学习的习惯，才能拥有健康长寿的一生。

13. 女性喝茶预防卵巢癌和乳腺癌

有一次在一位朋友新开的茶庄喝茶，我看了看，来喝茶的是男性居多，不知道在实际生活中男性是不是比女性爱喝茶？如果是的话，那建议女性朋友们也要向男同志学习。殊不知，喝茶与女性健康有很大关系，女性喝茶有助于降低某些女性特有癌症的患病风险。

据国内外最新资料显示，每天坚持喝茶的女性，其卵巢癌、乳腺癌、宫颈癌等女性特有癌症的发病率都可能有所降低，这对女性来说无疑是个福音。瑞典研究人员对瑞典6万名年龄在40～76岁的女性进行了跟踪调查，结果发现，那些每天喝2杯茶以上的女性与那些从不喝茶的女性相比，患卵巢癌的风险降低了46%，而且，每天多喝1杯茶，这个风险还会在原来的基础上降低18%。

我国和澳大利亚的研究人员通过实验发现，每天坚持喝绿茶的女性，卵巢癌的发病率比其他不喝茶的女性降低近60%。研究还发现，红茶、绿茶都有类似的效果。女性想要预防癌症发生的话，建议从今天开始每天喝茶。红茶、绿茶随自己喜好饮用，当然浓淡要适宜，太浓了可能会影响睡眠。

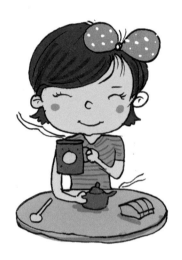

营养师建议

　　每天坚持喝茶的女性，有助于降低其患卵巢癌、乳腺癌、宫颈癌等女性特有癌症的发病率。所以从现在起，放下手中的饮料，改为喝茶吧！

在生活中，很多女性喜欢色彩斑斓的图画，外出旅行时带的衣服都是五颜六色的，拍起照来更是魅力十足。这就是女性对色彩天生的敏感度和灵活运用。同样，我们餐桌上的食物也应该是五颜六色的，尤其是蔬果。常吃五色蔬果，可以降低患癌风险。

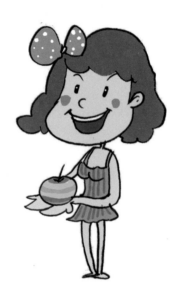

（1）红色蔬果

如红彩椒、西瓜、草莓、西红柿、石榴、樱桃、李子、苹果、蔓越莓、甜菜根等红色食物，其中含有番茄红素、槲皮素、花青素等。功效有强化心血管功能、修复黏膜组织、避免泌尿系统感染、降低患癌风险等。

（2）黄色/橙色的蔬果

如南瓜、玉米、胡萝卜、黄豆、熟的木瓜、柑橘、菠萝、葡萄柚、黄桃、芒果、姜等食物，其中富含胡萝卜素、玉米黄素、类黄酮素等。功效有维持眼部健康、提高免疫力、降低患癌风险等。

（3）绿色蔬果

如菠菜、芦笋、韭菜、西蓝花、青椒、猕猴桃、番石榴、绿苋菜、葱、四季豆、芹菜等食物，其中富含 β-胡萝卜素等。功效有强化骨骼与牙齿健康、保护视力、降低患癌风险等。

（4）蓝紫色蔬果

如紫甘蓝、紫茄子、紫背天葵、蓝莓、紫葡萄、黑布林、蓝莓、紫玉米、紫土豆等食物，其中富含花青素、前花青素、维生素A、维生素C、铁等，同时还含白藜芦醇。功效有保护视力、增强记忆力及大脑功能、促进胃肠道功能、预防便秘、强化泌尿系统等。

（5）白色蔬果

如大蒜、白菜、菜花、包心菜、白萝卜、洋葱、山药、百合、杏仁、梨等食物，其中富含大蒜素、多酚、花青素、硒等。功效有强化心血管功能、降低胆固醇、提高新陈代谢、降低患癌风险等。

营养师建议

女性常吃红色、黄色/橙色、绿色、蓝紫色、白色的蔬果，有助于保持身体健康并降低患癌风险。

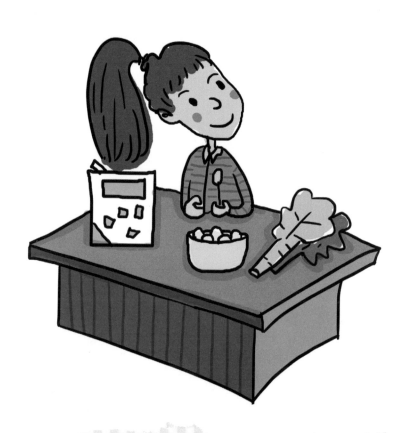

Chapter **3**

跟
女性常见烦恼
说拜拜

女性月经期饮食应以温热为宜，宜食用红枣、高粱、羊肉等食物，少吃梨、荸荠、菱角、冬瓜、芥蓝等属性寒凉、滑泻的食物。

那么，女性在月经期间的饮食需要注意什么呢？

首先要忌食生冷食物，宜食温热食物。宜选择清淡和易于消化吸收的食物，避免食用过酸和刺激性较强的食物，如山楂、酸菜、食醋、辣椒、芥末、胡椒等。

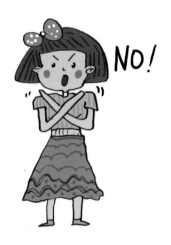

同时要适时补铁，荤素搭配。铁是人体必需的微量元素，它不仅参与血红蛋白及许多重要酶的合成，而且对提高免疫力、增强智力、防止衰老及促进能量代谢等都有重要作用。女性在月经期丢失较多铁，因此进补含铁丰富的食物非常重要。如鱼、瘦肉、动物肝脏、动物血等食物均含铁丰富，并且容易被人体吸收利用，可经常食用。

下面给大家推荐两个小妙招来补养气血、疏通血脉。

（1）姜枣红糖水

材料 干姜、红枣、红糖各30克。

做法 将干姜、红枣洗净，干姜切碎末，红枣去核，加红糖煎煮。喝汤，吃红枣。

（2）按揉"十七椎"

"十七椎"在《千金翼方》中被称为"背部奇穴"，别名又叫"腰孔穴"，位于腰部后正中线上，第五腰椎棘突下。同时，还要配合按揉，才能让血脉畅通。每次按揉3～5分钟，经期疼痛就能有所缓解。

营养师建议

月经期饮食以温热为宜，应选择清淡和易于消化吸收的食物，避免食用过酸和刺激性较强的食物。同时按揉"十七椎"，能有效缓解经期疼痛。

2. 饮食调养，与痛经说"再见"

还记得上大学那时，宿舍好几个女孩每次"大姨妈"来访时都要请病假。看到她们躺在床上痛得打滚，我是既心疼又无奈。好多女性每个月都有一次被"大姨妈"折磨得死去活来的经历，这就是大家常说的痛经。

痛经为妇科最常见的症状之一，以青年女性发病率最高，但也有中年妇女患痛经者。

那么，何谓痛经呢？凡与月经周期有关而出现的以明显下腹部疼痛为主，不论疼痛在经前、经期还是经后，只要是有规律地发作，以致影响正常工作和生活者，都属痛经的范畴。

痛经可出现在经前，但多数在月经来潮后开始。行经第1日疼痛最剧烈，多持续2～3日可缓解，疼痛程度不一，多呈痉挛性，常随月经结束而消失。腹痛时亦常伴有乳房胀痛、肛门坠胀、胸闷烦躁、悲伤易怒、心悸失眠、头痛头晕、恶心呕吐、胃痛腹泻、倦怠乏力、面色苍白、四肢冰凉、冷汗淋漓、虚脱昏厥等症状。

痛经以其发病之高、范围之广、周期之近、痛苦之大，严重影响了广大女同胞的生活质量。根据症状的不同，痛经也分为多种类型。在这里我给女同胞们推荐几款食疗调养方，以缓解痛经之苦。

气滞血瘀型

临床表现：经前或经期，小腹胀痛拒按，胸胁、乳房胀痛，经量少或行而不畅，经色紫黯有块，块下痛减，舌紫黯或有瘀点，脉弦或弦涩有力。

桃仁粥

(材料) 桃仁10～15克，粳米100克。

(做法) 桃仁捣碎，加水研汁去渣，以汁煮粳米为稀粥。每日服1～2次。

(功效) 行气活血，祛瘀止痛。

寒凝血瘀型

临床表现：经前后或经期，小腹冷痛拒按，得热则痛减，经血量少、色黯有块，畏寒肢冷，面色青白，舌黯，苔白，脉沉紧。

艾叶汤

材料 艾叶15克，红糖适量。

做法 艾叶煎汤，加红糖适量温服，代茶饮。

功效 散寒除湿，温经止血。

肾气亏损型

临床表现：经期或经后，小腹隐隐作痛，喜按，月经量少，色淡质稀，头晕耳鸣，腰膝酸软，小便清长，面色晦暗，舌淡，苔薄，脉沉细。

核桃枸杞粥

材料 核桃仁30克，板栗仁50克，粳米100克，枸杞子30克。

做法 将核桃仁、板栗仁、粳米入锅先煮，枸杞子后下，共煮成粥。每日服1~2次。

功效 滋补肝肾，强腰益冲。

气血虚弱型

临床表现：经期或经后，小腹隐痛喜按，月经量少，色淡质稀，神疲乏力，头晕心悸，失眠多梦，面色苍白，舌淡，苔薄，脉细弱。

当归生姜羊肉汤

材料 当归30克，生姜60克，羊肉500克。

做法 将当归、生姜洗净、切片；羊肉剔去筋膜，置沸水锅内去血水，捞出晾凉，横切成长短适度的条块。将羊肉块及生姜、当归放入洗净的砂锅内，加入适量清水，用大火煮沸，撇去浮沫，改用小火炖至羊肉熟烂即可。

(功效) 温经散寒，养血补虚，通经止痛。

湿热郁结型

临床表现：经前或经期，小腹灼痛拒按，痛连腰骶，或平时小腹痛，至经前疼痛加剧，经量多或经期长，经色紫红，质稠或有血块，平素带下量多，黄稠臭秽，或伴低热，小便黄赤，舌红，苔黄腻，脉滑数。

茯苓车前粥

(材料) 茯苓粉、车前子各30克，粳米100克，白糖适量。

(做法) 将车前子以纱布包好，入砂锅内，加水适量，煎汁去药包。将药汁同粳米、茯苓粉共煮粥，加少许白糖调味即可。每日服1~2次。

(功效) 清热利湿，化瘀止痛。

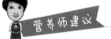
营养师建议

根据症状的不同，痛经也分为多种类型。在饮食调养的过程中，要注意自己是属于哪一类型的痛经，再根据证型进行食疗调理，才能有更好的效果哦。

3. 更年期女性需要补充的维生素有哪些

① 维生素A。维生素A对于更年期女性的皮肤、呼吸道黏膜、眼睛视力都有帮助。尤其是患有白内障的人群，更不能缺乏。推荐常吃西蓝花拌猪肝、胡萝卜炒肉片、南瓜玉米山药汤等。

② 维生素D。常晒太阳有利于维生素D的合成，缺乏晒太阳的话，由皮肤促进合成的维生素D量就会降低，肝肾促进活性维生素D合成的能力也会下降，容易出现维生素D缺乏，从而影响钙、磷吸收以及骨骼矿化，并出现骨质疏松。因此最好每天晒太阳30分钟左右，有助于预防骨质疏松。

③ 维生素E。维生素E是一种具有抗氧化、抗衰老作用的维生素，能帮助更年期女性延缓衰老，保持年轻。我们平时吃的植物油里就含有维生素E。每天吃一些坚果也可补充维生素E，比如核桃、杏仁、花生等。

④ 维生素B_1。维生素B_1能让更年期女性更有活力，粗杂粮中富含维生素B_1，所以建议一日三餐中有一餐吃粗粮饭，适当吃些豆腐和瘦肉也可以补充维生素B_1。

⑤ 维生素B_2。缺乏维生素B_2容易导致贫血，可适量吃些鸡肝、鸡蛋，喝牛奶等。

⑥ 维生素C。维生素C可促进胶原蛋白的合成，保持毛细血管壁的弹性，防止动脉粥样硬化，还可降低胆固醇、增强免疫力、抗氧化。建议每天吃新鲜的蔬菜、水果。带酸味的水果大多富含维生素C，如橘子、橙子、柠檬、草莓、菠萝、猕猴桃等。

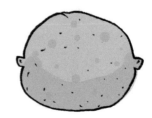

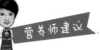

更年期女性需要补充上述营养素，有助于较好地适应更年期身体的变化，保持身体健康。

4. 给贫血女性推荐的"高铁"食谱

贫血后会出现的症状包括皮肤黏膜苍白、头晕、眼花、耳鸣、心慌，还可引起舌炎、口角炎、胃炎、胃黏膜萎缩、胃酸缺乏、皮肤干燥、头发干枯和脱发等症状。

缺乏哪些营养素会导致贫血？缺乏铁、叶酸和维生素B_{12}等营养素都会引起营养性贫血，其中最常见的就是缺铁性贫血。

值得一说的是，女性自青春期月经来潮后，每个月的生理性出血都会带走体内原有的一些铁和水溶性维生素；生产时或者接受手术治疗等都容易丢失铁。所以，女性一生都要补铁，以预防缺铁性贫血。

吃什么样的食物能补铁？首推动物血、动物肝脏、瘦肉、蛋黄、黑木耳、豆类等。下面，我为大家推荐一天"高铁"食谱。

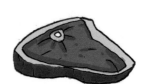

早餐：一杯牛奶、四片酱牛肉、一个水煮鸡蛋、一小碗瘦肉玉米粥。

加餐：一个猕猴桃。

午餐：韭菜炒猪血、黑木耳炒鸡肉、凉拌豆腐丝、二米饭（大米＋

小米）。

加餐：一杯酸奶。

晚餐：卤水鸭50克、一碗小米南瓜红枣粥、香菇油菜。

5. 看白带知健康，该怎么预防妇科疾病

在非排卵期与非月经期间，你们有关注自己的白带是否异常吗？不同的白带异常会不会与某些疾病有关系呢？

① 白带像牛奶一般的颜色，黏稠，中量到大量，阴部无瘙痒感，疑似阴道炎或子宫颈炎。

② 白带呈白色乳酪状，黏稠，阴部有瘙痒感，疑似念珠菌感染。

③ 白带呈黄绿色，稀薄带有泡沫，恶臭，经常有阴部瘙痒，疑似滴虫感染。

④ 白带呈褐色、水状，带有霉味，疑似阴道炎、子宫内膜炎或由子宫内避孕器感染所致。

⑤ 白带呈灰色，带有血丝，稀薄，量不定，味道难闻，可能是子宫内膜炎或阴道感染。

以上这些基本都是带"炎"字的病症，有炎症就需要抗菌消炎。以下是推荐给大家的可以起到抗菌消炎作用的食物。

（1）大蒜

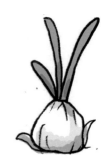

大蒜的气味可能让人觉得难受，不过它有助于促进人体健康。这是因为大蒜里面所含的植物化学物质能够杀灭细菌，具有消炎、抵抗癌症的功效。为了最大限度地发挥大蒜的功效，应当先去其皮、切片，然后放置15分钟，再进行烹饪。

（2）蘑菇

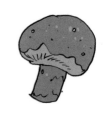

无论是大型顶蘑菇、小褐菇，还是白色双孢蘑菇，各种蘑菇都含有β-葡聚糖，这种成分能够增强人体免疫力。其原理在于，β-葡聚糖可以帮助免疫系统识别及杀灭致病细菌。

（3）卷心菜

卷心菜中含有一种名叫硫代葡萄糖酸盐的植物化学物质。据研究，它具有预防癌症、修复黏膜溃疡的功效。

（4）酸奶和益生菌粉

它们含有的活性物质能杀菌、增强人体抵抗力。

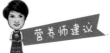

营养师建议

女性同胞们要时刻关注白带的色、质、味是否存在异常，注意私处的卫生。同时在饮食上，多摄入能抗菌消炎的食物。

女性怎么吃最养胃

上班族女性由于压力大，饮食常不规律、不均衡，而导致不同程度的胃病，怎么办呢？

（1）放松心情，找个好环境进餐

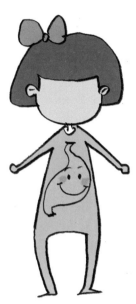

引发胃病的原因有很多，压力大是其中一个重要因素。吃饭前可以先听听音乐、伸伸懒腰、拉拉耳垂、按摩耳朵以舒缓情绪，或者做一下放松心情的小锻炼。

吃饭最好选择一个舒适的环境。吃饭时最好能细嚼慢咽，每一口饭咀嚼30次以上，两边牙齿都用力，两边咀嚼的次数大致均等，这样既有利于消化，又能调节心情。

（2）选择能修复、保护胃黏膜的食物或饮料

患有胃炎或胃溃疡的人，在食物选择和进食方式上要加以注意。多喝含维生素A、维生素C的蔬果汁，有助于保护胃黏膜以及促进伤口愈合，如苹果蜂蜜汁可健胃整肠、葡萄汁可健脾、圆白菜熟山药汁可养胃、香蕉木瓜汁可舒缓胃酸对胃黏膜的刺激。这些都是很好的养胃饮料，常喝常舒服。优先选择温的食物和饮料，经常喝温的水及汤，吃温性水果，把寒性的水果蒸着吃，可以保护胃黏膜。以下几点是需要特别注意的。

① 避免空腹吃酸度较高的食物（如菠萝、橙子、橘子），酸性食物最好饭后再吃。

② 饭前不要大量喝水，以免冲淡胃液。

③ 水果最好在两餐之间吃。

④ 饭后不宜立即吃冰冷食物，因为胃消化食物时需要保持胃内环境37.5℃，冰冷食物会影响胃的消化功能，导致消化不良。

营养师建议

引发胃病的原因有很多，压力大及饮食不当是其中两个重要因素。我们要学会释放压力，放松心情，平时不要过度紧张。同时在饮食上要多摄入能保护胃黏膜的温热食物。

7. 怎样合理选择食物来预防癌症

癌症的发生与饮食习惯息息相关，倘若你的饮食结构特点是高糖、高脂、低膳食纤维，那就很容易导致癌症发生。怎样合理选择食物来预防癌症？建议在日常饮食中保持食物种类多样化，以植物性食物为主、动物性食物为辅。以下是我对食物选择的建议。

① 多吃蔬菜、水果，每天摄入总量不少于500克。

② 减少精制谷类和糖类食物摄入，增加粗加工米面及杂粮的摄入。碳水化合物摄入量占每天总摄入量的55%～66%最为适宜。

③ 经常食用豆类及其制品。

④ 经常食用鱼虾和禽类，蛋白质摄入量占每天总热量摄入的15%最

为适宜。

⑤ 减少畜肉类摄入量，每天摄入量不超过80克。

⑥ 控制脂肪摄入量，不超过每天总热量摄入的25%，宜合理选择植物油。

⑦ 每天食盐摄入量不超过6克，减少食用腌制食品和香肠类食品。

⑧ 不吃霉变食品，科学储存和冷藏食物，不吃冷藏和储存过久的食物。

⑨ 食物烹调避免温度过高、焦糊化，不吃熏烤食物，少吃多油、煎炸食物。

⑩ 戒烟限酒。

⑪ 选择购买大超市或有信誉企业的食品，尽量避免摄入被农药、化肥、微生物污染的食物。

⑫ 合理服用营养补充剂。

⑬ 加强体育锻炼。

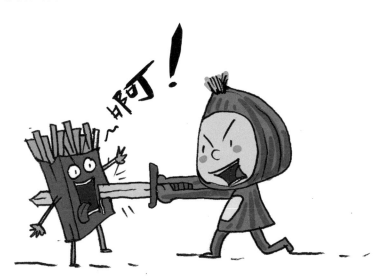

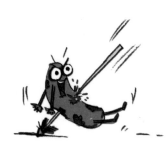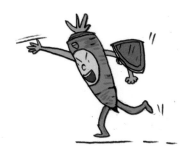

8. 轻松战"痘"的法则

爱美的女性起床最常做的一件事就是摸摸脸上有没有长痘痘，如果发现脸上光滑平整，一天的心情也会比较好。若一觉醒来，发现鼻子、额头、下巴都长了几颗痘痘，心情难免会有些低落。那么，针对经常找上门来的痘痘，我们应该怎么办？

我以专业营养师的角度，给大家分享一些战"痘"方法。

① 保持心态平和。对待痘痘要有"既来之，则安之"的心态。因为一个人越烦躁，脸色越不好，痘痘也会越来越多。所以，对于已经长出来

的痘痘，我们要坚信痘痘很快就能消掉。我们不要害怕痘痘，不要去抠它，也不要去硬挤它，否则痘痘的愈合会更加缓慢，甚至会留下疤痕。这样的心态会为接下来进行的一系列"除痘"工程做好准备。

② 多喝水。多喝水有助于促进身体新陈代谢，将体内毒素排出体外。以温白开水或新鲜的淡柠檬水为佳，每天至少要摄入1000毫升以上的水。

③ 注重脸部清洁。建议每天早晚用深度清洁的洗面奶洗脸，这样能彻底清洗面部，有助于痘痘的愈合；然后用芦荟汁涂在痘痘上，因为芦荟汁所含的多糖体对皮肤具有极佳的抗炎、减少疤痕、帮助修复的作用。

④ 不化妆。脸上痘痘比较多的人，建议清洁皮肤即可，不建议化妆。因为化妆不仅会堵塞毛孔，而且如果清洁不彻底，还会加重长痘症状。最怕的就是一些劣质化妆品，会加剧炎症，并使炎症面积扩大，导致痘痘状况越来越糟糕。

⑤ 保持清淡饮食。避免吃过咸、过辣和过油的食物。尽量选择清蒸或是水煮的食物，比如喝粥，吃蒸鸡蛋羹、水煮青菜等。不吃烧烤、油炸类食品，不吃甜食以及不喝冰冻饮料。饮食上的调理，对控制痘痘是很有益处的。

⑥ 避免熬夜。晚上尽量做到11点前上床休息。睡眠得到改善后，你会发现痘痘一天比一天少，因为在睡眠过程中身体组织得到了修复，自然也对痘痘的愈合有所帮助。若熬夜或睡眠不足时，交感神经长期处于亢奋状态，造成皮脂腺分泌旺盛，又无法经由睡眠进行代谢时，就更容易形成痘痘。

⑦ 补充维生素C。可以吃富含维生素C的水果，如猕猴桃、黄瓜、圣女果、柠檬、青枣、菠萝、葡萄、橙子等。维生素C是保护血管壁、新生组织及结缔组织的胶原蛋白合成的辅助物质，有助于促进伤口愈合，且有助痘痘、疤痕的修复。

对于恼人的痘痘，爱美的女性不妨试试以上几点，肯定会有改善。

9. 巧喝果蔬汁，缓解眼部不适

现代人时刻都离不开电脑和手机，对着屏幕，时间久了，眼睛就会出现一些不舒服的症状，如干涩、痒、视物不清晰等，怎么办呢？不妨经常喝以下几款果蔬汁，可使眼部不适症状得到缓解。

（1）草莓菠萝柠檬汁（双人份）

材料 草莓10个，菠萝半个，柠檬1/4个。

做法 草莓洗净去蒂；菠萝去皮切成小块，用淡盐水浸泡片刻；柠檬洗净去籽，切成2厘米见方的小块；放入榨汁机，加半杯纯净水榨汁即可。

功效 给眼睛充足的滋养，能缓解眼睛的干涩症状，而且口感酸甜，美味营养。

（2）黄豆芽汁（双人份）

材料 黄豆芽300克。

做法 黄豆芽洗干净，去除种皮，放入榨汁机中榨汁，然后将黄豆芽汁倒入锅中，加入等量清水煮沸。依据个人口味加入蜂蜜调味即可。

功效 能增强人体活力和缓解眼睛干燥、疲劳、充血的症状。黄豆芽汁比豆浆还要温和，肠胃不佳的人也可以放心饮用。也可加入鲜奶或奶粉，这样豆芽中的植物蛋白与牛奶中的动物蛋白搭配，营养更均衡。

（3） 白菜心胡萝卜荠菜汁（双人份）

材料 白菜心1个，胡萝卜1根，荠菜2棵。

做法 白菜心、胡萝卜、荠菜分别洗净；将荠菜焯熟，胡萝卜切成2厘米见方的小块；白菜心和焯熟的荠菜分别切碎，加上胡萝卜、1杯纯净水一起榨汁。

功效 防治弱视、干眼症，对夜盲症、白内障等眼病有辅助食疗作用。

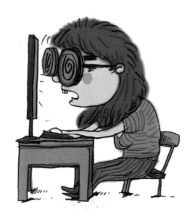

营养师建议

上述三款果蔬汁都有利于缓解眼部干涩、痒、视物不清晰等症状，有利于保护眼睛。除此之外，长期用眼之人一定要保证每隔1～2小时让眼睛休息一会儿。

10. 保护视力的营养食物，你会吃吗

最近我做的营养早餐中，有一锅蒸的主食很受家人喜爱。它们是什么呢？我来介绍一下，主要有红薯、玉米、南瓜，你们是不是也经常在早餐或者晚餐吃这些食物呢？

蒸红薯、玉米、南瓜，再熬上一锅稀的小米汤，加一个鸡蛋和一个水果，这就是我家人最爱的早餐。它们的营养价值很高，属于黄橘色食物。这类食物含有大量碳水化合物、植物蛋白、丰富的维生素A和其他宝贵的植物化学物质，例如β-胡萝卜素、番茄红素、叶黄素、玉米黄素等。这些营养物质都能为视网膜提供良好的防护，让眼睛免受紫外线的伤害，进而达到保护视力的效果。

现在很多白领每天都在电脑前工作，使用手机时间也很长，很需要保护眼睛，常吃南瓜、红薯、玉米能维护眼睛健康，还能预防骨质流失，强壮骨骼。南瓜、红薯、玉米蒸着吃、煮粥吃、煮饭吃都很好，它们含有修复细胞的抗氧化营养素，比如维生素A、维生素C、维生素E，这些维生素都是很强的抗衰老营养物质，还可增强免疫力，让身体有更好的防御力。它们还含有丰富的膳食纤维，能扫除肠道中的废物以及有害物质，增强消化功能，让你远离便秘的困扰。

这三样食物一般人都可以吃，特别推荐给想维护眼睛健康、预防便秘、改善消化系统功能的白领女性。经常用这三种食物替代一部分主食，对于想瘦身、保持好身材的女性也特别合适。

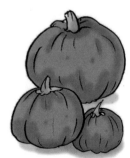

11. 治疗眼睛干涩的七种冠军食物

现在很多年轻人从早上醒来睁开眼睛到晚上躺在床上，很多时间都在玩手机、用电脑、看电视，特别是年轻人工作都是对着屏幕，而电脑屏幕的光线会损伤眼睛里的视紫素。时间长了，眼睛就会出现疲劳感、眼屎增加、眼睛干涩发痒等症状。那么，怎样能够缓解和预防眼睛疲劳、干涩呢？

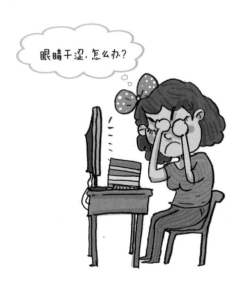

要让视紫素充足，就要先及时补充促其生成的维生素，这就离不开富含维生素的水果家族啦。以下七种食物堪称治疗眼睛干涩的冠军食物，大家可以经常食用。

（1）柿子

柿子营养价值很高，含有丰富的β-胡萝卜素、维生素C。其所含维生素C的量比一般水果高1~2倍，假如一个人一天吃一个柿子，其所摄取的维生素C，基本上就能满足人体一天需要量的一半。

（2）橘子

中医认为，肝开窍于目，其华在爪。肝开窍于目，是说肝脏的精气通于眼睛，肝脏的经络上连于眼睛，双眼的视力都要靠肝脏血液的滋养。橘子果皮的营养价值令人吃惊，80%的维生素C都储存在果皮中，不仅对肝脏有解毒功能，还能养护眼睛、保护免疫系统等。橘子的营养价值在柑橘果类中名列前茅，常吃橘子，能达到疏肝明目的效果。

（3）圣女果

圣女果可以称得上是"维生素仓库"了。圣女果富含维生素A，同时含有丰富的维生素C和维生素P，其所含丰富的维生素，可以让你精神一整天。同时，圣女果中含有丰富的果胶成分，能增强皮肤弹性。爱美的朋友们，还在等什么呢？每天吃几颗圣女果，既能美容又能保护眼睛，何乐而不为呢？

（4）火龙果

火龙果果实含有维生素E和一种特殊的成分——花青素。花青素在葡萄、胡萝卜、绿叶蔬菜等蔬果中都有，但以火龙果果实中的花青素含量最高。

（5）香蕉

香蕉富含钾元素，同时含有大量的β－胡萝卜素。当我们摄入过多盐分时，就会导致细胞大量失水，这样可能会引起眼睛红肿。而香蕉中富含的钾元素可以帮助人体排出多余的盐分，让身体的细胞达到钾、钠平衡的状态，缓解眼睛的不适感。

（6）蓝莓

蓝莓中含有一种特殊色素，这种色素是一种天然的抗氧化剂，不仅有助于缓解眼睛疲劳、改善夜间视力不良，而且野生蓝莓萃取的花青素常被作为近视者的视力保护剂，可以防止视力下降。

（7）枸杞子

枸杞子是富含维生素C的水果，维生素C可以消除对眼睛有害的自由基。

眼睛是心灵的窗口，我们通过眼睛来认识世界，发现生活的美好，而一旦眼睛出现问题，对于我们生活的影响将是巨大的。所以，白领女性们用眼过度时就可以吃点护眼的水果，这样不仅可以通过饮食增加营养、改善视力，并能对眼睛干涩疼痛等症状起到一定的缓解作用，而且水果还会让我们变得更美丽哦。

营养师建议

要缓解眼睛干涩，可以多摄入富含维生素的水果，既可以增加营养，还能改善视力。但如果感觉到自己眼睛干涩难耐、严重疼痛时最好去医院检查治疗，以免延误病情。

一说到骨质疏松症,很多人就以为那是老年人的专利。其实,目前骨质疏松症的发病人群越来越年轻化,这是为什么呢?主要原因与我们饮食中摄入的钙不足有关。

因此,在日常饮食中要注意增加钙的摄入。

(1)多喝牛奶或者酸奶

到超市选购牛奶的时候,记得看配料表,排第一位的是生鲜牛奶、纯牛奶,买这样的牛奶补钙效果比较好,不建议选择酸酸乳、乳饮料等。买原味的牛奶更纯更营养,建议选择知名品牌生产的产品,其品质更有保障。有些人对牛奶过敏,一喝就容易腹泻,怎么办?那就改喝酸奶,酸奶适合乳糖不耐受的人群。喝牛奶或者喝酸奶前,最好先吃些面包、玉米、红薯、馒头等主食,以便更好地吸收钙。喝奶是获得钙的良好来源,饮用起来更方便。

(2)每天吃豆腐或者其他豆制品

喝奶补钙还不够,还得吃豆腐,每天吃一块豆腐,或者吃腐竹、豆腐丝、豆腐脑、豆浆等豆制品都可以获取钙。推荐凉拌豆腐丝香菜,既好吃又有营养。

(3)绿叶蔬菜不能少

别忽略了绿叶蔬菜对钙的补充作用。比如小油菜、油麦菜含钙量很高,凉拌绿叶蔬菜的时候记得加点芝麻酱,也有助于补钙哦!

13. 不可不知的解决便秘小妙招

　　在我们身边不少人都有便秘症状，症状有轻有重，便秘已逐渐成为困扰现代人的生活难题之一。那么便秘是怎么导致的呢？大部分便秘都是因为不良的饮食方式和生活习惯。有时候肉吃得多了，蔬菜水果吃得少；甜饮料喝多了，白开水喝少了；坐的时间长了，运动的机会少了；精白米面吃得多了，粗杂粮吃得少了。以上这些不良饮食习惯和生活方式，都有可能导致便秘。

　　首先我们应该从医学的角度上了解便秘。一般来说，一周内排便次数少于2~3次，或2~3天才排便1次，粪便量少且干结，便提示为便秘。若排便频率较以往发生变化，两次排便间隔延长，也可视为便秘。便秘可分为结肠便秘及直肠便秘。所谓结肠便秘是指食物经小肠吸收后的残渣停滞在结肠内，不能向下

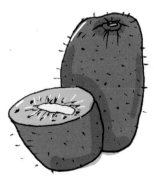

运转到肛门排出。这和人体缺少运动及饮食中缺少膳食纤维有关。如果食物吸收、运转都顺利，粪便到了肛门直肠窝内而不能排出，有腹部发胀的感觉，就是直肠便秘。

便秘影响我们的生活质量以及身体健康，因此必须要重视便秘。接下来就给便秘者推荐一个小妙招：喝猕猴桃汁。只需去皮的猕猴桃5个，榨汁一次性喝完即可。

推荐理由：猕猴桃富含维生素C，成年人一天所需的维生素C约100克。但一次性摄入过多维生素C的时候，就会导致腹泻。因此适量喝猕猴桃汁，有促进排便的作用。

同时，猕猴桃中有机酸含量很高，具有促消化、消积食、健脾开胃的作用。尤其适合因外出旅行每天坐车而缺乏运动者，以及肉类摄入太多而便秘的人群。猕猴桃可以轻松安全地帮你解决便秘问题。

值得一说的是，猕猴桃属于低热量水果，不用担心长胖哦！

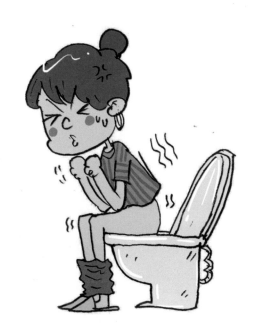

那么，除了喝猕猴桃汁外，还有什么小妙招也可以帮助缓解便秘呢？

① 多喝水。随身携带水杯，及时补充水分，可适当喝一些花茶或者是山楂泡水，可促进排尿、排便。

② 多喝一些酸奶或者益生菌粉。酸奶不仅富含优质蛋白质和钙，还具有缓解便秘的功效。用酸奶加一些水果拌着吃效果更好。直接喝益生菌粉也可解决轻微便秘，因为益生菌粉可维持肠道正常功能。

③ 多以蒸红薯、玉米、土豆等淀粉类食物作为主食。这些食物富含膳食纤维，能加快肠道蠕动，促进排便。

④ 多食用富含膳食纤维的蔬菜。如芹菜、小油菜、西蓝花、韭菜、黑木耳、海带等蔬菜具有促进肠道水分吸收的作用，可延缓食物通过胃肠的时间，增加饱腹感；能促进肠胃蠕动，缓解便秘。同时，膳食纤维也能吸附肠道中的有害物质以便排出。

⑤ 多运动。据统计，中青年人便秘发生率为1%~5%，而老年人为5%~30%。人上了年纪，饭量和活动量明显减少，肠蠕动速度减慢，肠内水分减少，更容易导致便秘。专家说，多运动是改善便秘的最好途径。因为运动能促进身体血液循环，让肠道蠕动的速度加快，起到缓解便秘的作用。

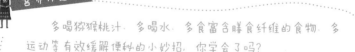

营养师建议

多喝猕猴桃汁、多喝水、多食富含膳食纤维的食物、多运动等有效缓解便秘的小妙招，你学会了吗？

适合女性的健康零食有哪些

女性大都爱吃零食，不过很多人都不懂得该如何选择健康零食。首先我们要学会看配料表，知道食品是由哪些食材构成的，再看营养成分表的脂肪和钠含量，可比较后同一类食品选择脂肪和钠含量较低的，这样可预防肥胖和高血压。

下面是推荐给广大女性的健康零食。

（1）饮品类

牛奶、酸奶、豆浆、鲜柠檬水、鲜榨果蔬汁、自制酸梅汤、绿豆水等纯天然的美味饮品，香精、色素、甜味剂等食品添加剂较少。

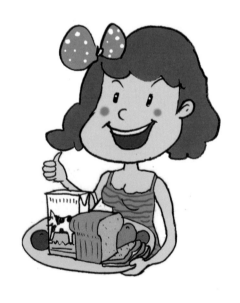

（2）坚果类

原味的核桃、大杏仁、花生、瓜子等，富含维生素E、多种矿物质和膳食纤维。研究证实，在合理食用时，它们还有降低心血管疾病风险的作用，每周吃少量坚果有助于心脏健康。坚果虽为营养佳品，但因其所含热量较高，也不可过量食用，以免导致肥胖，最好选择早餐时食用，建议每周摄入50克坚果。

（3）水果类

选择苹果、橙子、香蕉、葡萄、蓝莓、草莓等热量较低的水果。

（4）抗饿类食品

全麦面包、八宝粥、玉米、煮毛豆、煮鸡蛋等。这些食物营养价值高，富含蛋白质、维生素和矿物质，营养比较全面，是较为健康的零食。但应控制好食用量，以免影响到正餐。这些食物也可以作为加餐的选择，若赶上外出旅行或短途游玩，都可以随意组合带上。

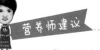

营养师建议

学会挑选纯天然、营养健康的零食，在满足我们口腹之欲之余，还有利于身体健康。

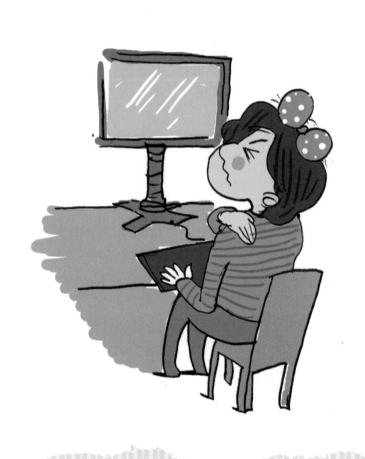

4

职业女性的这些
保健技能，
你学会了吗

1. 给职场女性的健康建议

生活在"北上广"等大都市的白领们，大多工作劳累，生活不轻松。可能因为大家有梦想可追逐，也就不觉得有什么不妥。但是不管怎么说，身体健康还是需要关注的，因为有了健康的身体，才能享受劳动的果实。以下是我给职场女性的几个健康建议。

① 早餐要吃得营养。一日之养在于晨，一份营养健康的早餐，需要包含几大类的食物：主食+蔬菜+水果+蛋奶。例如小米南瓜粥+水煮鸡蛋+苹果+酸奶，再加2颗核桃就更好啦。不吃早餐容易得胃病和胆结石症，一不小心还会变胖呢！

② 少吃多餐，容易保持好身材。如果每一餐都吃得很饱，不仅坐着难受，而且到了下一餐就没什么胃口。每餐最好吃七分饱，少吃多餐，更容易保持好身材。

③ 外出点餐，荤素搭配，营养均衡。全吃素也会导致营养不均衡，建议荤素搭配。可以搭配一些脂肪含量低的肉类，比如虾、鱼、鸡肉等，还可以选择肉类与蔬菜一起混着吃，如芹菜肉丝、胡萝卜香菇鸡块等。

④ 少吃油炸食品和甜点。油炸食品的热量高，好吃但容易导致肥胖，还易致癌；甜点小巧美味，一不小心就容易多吃，导致摄入热量过多，易发胖。

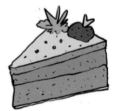

⑤ 刚吃完不要马上坐下。刚吃完应该站立15分钟左右，还可做轻缓的扭腰运动，这样可消耗热量，保持好身材。

⑥ 常喝柠檬水。昏昏欲睡、劳累疲倦的时候，不妨喝一杯柠檬水，其自然的香气能让你立刻精神起来，比喝咖啡、喝浓茶效果要好。

2. 上班久坐？这三个妙招帮你远离职业病

　　朝九晚五的上班族，每天在办公室静坐的时间都很长。对于这样的久坐人群，在营养健康方面需要注意哪些问题呢？

（1）少吃油腻食物

　　大家都知道，吃得过饱又油腻是很难消化的，会加重胃肠负担，同时容易造成热量摄入过多，进而在体内转化为脂肪，造成超重或肥胖。久而久之会让你的消化功能减退。因此，针对久坐办公室一族运动少、消耗量少这种情况，建议少吃油炸、烧烤的食物，以及水煮鱼、毛血旺、麻辣火锅等辣味、刺激性较重的食物。应选择清淡饮食，如清蒸、炖、凉拌的菜，或荤素搭配的菜。

（2）多吃富含膳食纤维的食物

　　久坐办公室一族容易出现痔疮。这时候要选择膳食纤维含量高的食物，这是因为膳食纤维可以通过肠腔吸附从体外进入和体内本身含有的有害物质，还能吸收并保持大量水分，使粪便体积增大，质地变得松软，易于排出。另外，膳食纤维还可增加肠道蠕动，促进排便，防止便秘的发生。富含膳食纤维的食物有芹菜、西蓝花、韭菜、大白菜、黑木耳等蔬菜，粗杂粮，苹果、香蕉、菠萝、火龙果等水果。

（3）每隔半小时起来走走

多喝水，多上洗手间，也可增加运动和排毒的机会。在接打电话的时候，可以站起来或走动着接打；下班路上坐地铁、乘公交可选择站着，尽量少坐多动。

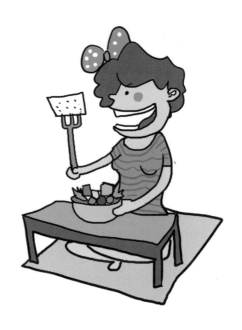

营养师建议

少吃油腻食物，多吃富含膳食纤维的食物，每隔半小时起来走走，是久坐上班族战胜职业病的三大法宝。

3. 不容忽视的女性职业病，你知道吗

　　我有一个姑姑，是一名有40多年教课经验的老师。退休后，她落下了很多职业病：长时间的讲课，加上粉笔灰的刺激，使她患上了咽喉炎；常年的站立，使她两条腿患上了静脉曲张；有时候批改作业、与学生谈话错过了吃饭时间，使她落下了胃肠道疾病；常年来经常伏案备课，使她落下了颈椎病……

　　这些发生在教师身上的问题，如今也同样出现在很多白领女性身上。很多女同胞们每天在公司的大部分时间都与桌椅一起度过，久而久之就会出现类似教师职业病的情况。常见的职业病有以下几种。

（1）鼠标手

　　使用鼠标的时候，腕关节弯曲45°～55°，所以会牵拉到腕管内的肌腱，加上手掌根部支撑在桌面上，会压迫到腕管，从而造成手部不灵活或无力的情况。

（2）电脑脖

　　受凉、长时间低头工作、颈部疾病，都可能导致"电脑脖"出现。"电脑脖"的表现通常是手指、颈部麻木，如果长期如此，甚至会导致更严重的后果。

（3）干眼症

　　干眼症，顾名思义是指患者感觉眼睛干涩、眼泪少，不过也有部分患者眼泪反而增多。睡眠不足、精神紧张、环境干燥、长时间使用电脑、长时间驾驶汽车、长时间阅读、佩戴隐形眼镜等都可能引发干眼症。

（4）脊椎病

长期伏案工作、久坐不动的上班族，是脊椎疾病的高发人群。因为人如果长时间保持同一种姿势工作，很容易因肌肉僵硬、疲劳而引发脊椎问题。

针对这些一般教师常出现的问题，还有大众普遍出现的职业病症状，我与大家分享一下预防的方法吧。

① 做到早睡早起，不熬夜，尽可能按时吃饭，确保营养充足，规律饮食，可以预防肠胃病。我每天所吃的食物都包括以下几大类：奶类、豆类、蔬菜、水果、杂粮，这些都是必不可少的。

② 每天不管多忙多累，都要想办法快走30分钟，走的时候甩开两边肩膀，大步走，以促进全身血液循环。

③ 规定自己在电脑前坐半小时后就要站起来，扭扭身子，拍拍身体，活动一下筋骨，让血液循环通畅。

④ 用键盘打字时，每隔几分钟就将手指进行交替握紧放松，多做几次，活动手指，预防鼠标手。

⑤ 每天多喝水，预防久坐引发的痔疮，平时多吃蔬菜和杂粮对预防痔疮也有帮助。

⑥ 多吃一些对眼睛好的食物，如玉米、胡萝卜、蛋黄、菠菜、西蓝花、芒果、核桃等可预防眼睛疲劳或者干眼症。

⑦ 在空调底下或者秋冬季节，常带披肩，披在肩膀上可以预防着凉受寒。

⑧ 多走走，跳跳舞、打打羽毛球都可以使疼痛得到缓解。

⑨ 每周选择一天外出逛逛，多看看绿色植物，多活动眼球，这样对视力也有帮助，可预防近视。

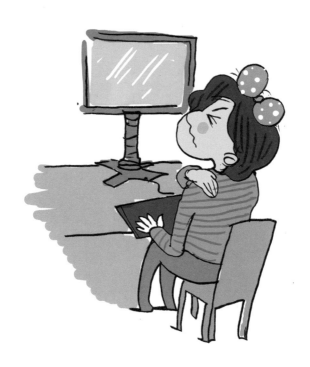

营养师建议

　　女性朋友们要注意职业病的发生，提前做好预防工作，有利于身体健康。以上小妙招你都学会了吗？

同事小平每天中午都不在单位食堂吃午餐，她觉得食堂的饭菜太油腻，所以，每天在家做好可口的饭菜，再带到公司吃，让我们这些每天吃快餐、面条或在食堂吃饭的人很是羡慕。那么，上班一族午餐带饭带什么菜比较合适呢？

① 菌藻类。这类食材比较方便携带，口感也好。例如，香菇、海带、平菇等既是营养价值高的食物，又是热量极低的食物，经常食用，可以帮助减肥、保持身材。菌藻类食物富含多糖类物质，能提高免疫力、防癌抗癌。推荐香菇肉丝、凉拌香菇海带丝。

② 十字花科类。如西蓝花、白菜花、紫甘蓝、甘蓝菜、胡萝卜等十字花科类蔬菜，含有植物化学物质——异硫氰酸酯和吲哚等，已经被证实具有很好的抗癌作用。用来做菜也比较好看好吃，推荐蒜蓉西蓝花、凉拌紫甘蓝胡萝卜等。

③ 肉类。如猪肉、鸡肉、牛肉、虾等成型成块的食物，富含优质蛋白和适量脂肪，是人体不可缺少的营养素。推荐土豆烧牛肉、香菇鸡块、冬瓜炒肉等。

④ 豆制品。如香干、豆腐丝、腐竹等富含蛋白质和钙的食物，尤其富含大豆异黄酮，对调节女性雌激素有辅助作用。推荐芹菜香干、彩椒腐竹等。

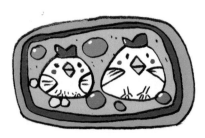

5. 上班族出现经常性感冒，怎么办

丽莎在一家大型企业做人力资源工作，收入不错，经常约身边的好朋友聚餐。但每到聚餐的时候，她总爱说那句大家耳熟能详的话："各位吃好、喝好，本姑娘今天感冒又发作了，请大家多多包涵。"看着她一脸委屈、可怜兮兮的样子，大家不禁感叹："哎，你怎么经常感冒呢？"

那么，经常性感冒都会出现哪些明显症状呢？如咳嗽、流鼻涕等上呼吸系统感染症状以及反复发热。出现的原因有哪些呢？病原体侵袭（病毒、细菌）感染或自身免疫力下降。

像丽莎这样的女性出现经常性感冒，与其心理、睡眠、环境、饮食等因素都有关。上班族工作量大，经常熬夜、加班、出差，三餐吃得不均衡，长久处于疲劳状态，容易导致身体功能失调和抵抗力下降。怎么办？以下几点建议或许可以帮到你。

（1）补充生物类黄酮物质

生物类黄酮已被证实能抵抗多种感冒病毒，其作用是强化细胞膜功能，预防病毒入侵。常吃柑橘类、蛋类、动物肝脏、酿酒酵母类、全谷

类、豆类及其制品、海产品等可有效抵抗病毒。

（2）补充维生素C、B族维生素

其作用是增强免疫力、预防感冒，让细胞充满能量，保持体力。常吃小麦胚芽、瘦肉、黑米、鸡肝、牛肝、香菇、鸡蛋、奶制品、酵母、鱼类、豆类、坚果类、菠菜等可有效补充维生素C和B族维生素。

（3）睡眠充足

每天确保7～8小时的睡眠时间。若早上起得早，中午可以午休一会儿，晚上尽可能养成早睡的习惯，全身的细胞才能得到修复，身体才能得到彻底放松。

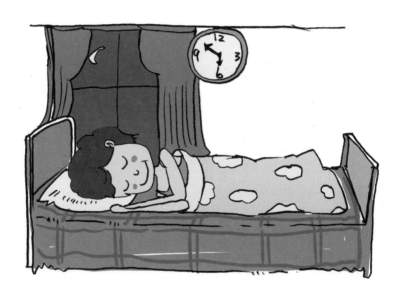

（4）每天喝一杯鲜榨果蔬汁

把各种时令的、爱吃的果蔬一起榨汁喝，可以获得很多活性物质，这些活性物质能滋养并活化细胞，让我们精力充沛。

营养师建议

经常性感冒与人体心理、睡眠、环境、饮食及自身免疫力等因素都有关，我们要学会调适自己的情绪，释放压力，同时摄入能提高自身免疫力的食物，这样才能有效预防感冒的发生。

6. 上班途中出现低血糖怎么办

下面给大家分享一个我亲身经历的事件。记得有一天清晨，我在去往开会的途中，走到地铁售票处准备购票的时候，只见一个女孩走着走着突然就倒下了。这时很多人围过去，一个近50岁的阿姨（估计是医生）迅速走过去，抱着那个女孩说："姑娘你怎么了，醒醒。"那女孩有气无力地说："有点头晕，突然眼冒金星，四肢无力，失去知觉就倒下了，估计是低血糖吧。"阿姨说："那应该就是低血糖症状。先吃一块巧克力吧。"没过几分钟，那个女孩精神和力气都恢复了，也坐了起来，急忙说："谢谢阿姨的帮助，昨夜加班，早上起晚了，今早赶回公司开早会，早餐没来得及吃，就出现这样的情况，真是不好意思，麻烦您了。"

看着这一幕，让我不禁想到：在大城市里的上班一族，工作压力大，三餐不规律，对早餐格外不重视，而且大部分上班族都没时间准备早餐，这就很容易导致上班途中出现低血糖的情况。幸好刚刚那女孩有热心人相救，但如果一个人晕倒在地，无人知晓，甚至晕倒在危险的地方，如公路、水沟旁，那后果真是不堪设想。

现在就先来了解一下低血糖的症状有哪些吧。

低血糖的症状有四肢无力、饥饿、视觉模糊、身体发抖、出虚汗、心跳加快、情绪不稳、头痛、头晕等。

上班族该怎么预防这些症状的发生？以下是给大家的建议。

① 一定要重视早餐。早餐主食要含有淀粉类的食物。比如包子、饺子、面包、米粉、蔬菜面条、杂粮粥等。可以搭配一个鸡蛋，如果条件允许的话，最好还要配上牛奶和水果。

② 晚上尽量不熬夜。争取晚上11点前躺下休息，因为肝脏在晚上11点后开始排毒，若晚上11点后睡觉，容易损伤肝、胆等功能，不利于身体健康。

③ 随身带着巧克力或面包，以防低血糖发生时可以及时补充热量。

④ 按时定量吃饭，不过分节食。可少吃多餐。保证食物种类的多样化，均衡营养。

⑤ 本身就有血糖不稳定者，可每天监测血糖变化。

作为一名专业营养师，我尤其重视早餐，在需要早上工作或开会的日子，我会提前一晚准备早餐，先把鸡蛋、即食燕麦片、苹果、牛奶、小麦胚芽粉准备好；第二天把水烧开，然后冲泡即食燕麦片和小麦胚芽粉，同时把鸡蛋煮熟，再倒上一杯牛奶，切好苹果。这样，一顿营养丰富的早餐就准备好了，整个过程就10分钟左右，既省时又美味健康。

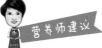

7. 让上班族充满活力的饮食秘籍

上班族每天过着朝九晚五的生活，事务繁忙，工作节奏快，很多人一天到晚都感觉大脑昏昏沉沉的。这其实与每天的饮食有很大关系，怎么办？合理搭配好三餐吃好三餐，才能为身体增加活力。有了健康的身体，才能把工作、生活安排好。

（1）早餐必须吃好

早餐距前一天吃晚餐的时间最长，一般在12小时以上，此时体内储存的糖已消耗殆尽，应及时补充，以免出现血糖过低的情况。血糖浓度低于正常值会出现饥饿感，大脑的兴奋性随之降低，将导致反应迟钝、注意力不能集中，进而影响工作。

早餐食物推荐：主食+蔬菜+水果+蛋奶类+适量坚果，做到种类多样，合理搭配。

举例：杂粮粥+苹果+鸡蛋+核桃。

（2）重视午餐质量

午餐在三餐中起着承上启下的作用，占每天所需总热量的40%左右，必须重视起午餐质量。

午餐食物推荐：主食150克+肉类100克+豆类20克+蔬菜200克+水果125克。

举例：二米饭（小米+大米）+胡萝卜炒肉片+凉拌豆腐丝+清炒西蓝花+橘子2个。

（3）晚餐选择易消化吸收的食物

晚餐1：南瓜红薯小米粥、凉拌木耳花菜。

晚餐2：花生黑芝麻红枣粳米粥、山楂片。

晚餐3：玉米粥、萝卜炒粉条、拌菜心+饭后200毫升纯牛奶。

晚餐4：和子饭（小米、面疙瘩、西红柿、小白菜）、蒸土豆及红薯、紫甘蓝黄瓜豆皮凉拌菜+小酸奶1杯+猕猴桃1个。

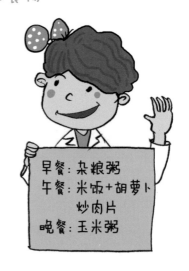

（4）熊苗营养师建议

一天食材种类达20种以上，包括蔬菜、水果、粗杂粮、牛奶、豆制品，以及少量鱼肉或禽畜肉。采用凉拌、水煮、蒸等健康烹饪方法。食物颜色多样，粗细搭配。保证早餐丰富、中餐吃饱、晚餐吃少的原则。

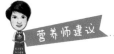
8. 外出应酬怎么吃才能不长胖

记得有一次我到内蒙古出差，随行的一位朋友对我说："熊老师，我晚上吃得很少，因为怕长胖。"我打趣地说："明天再开始进行减肥计划吧，一会儿我给你写个减肥食谱，你只要认真照着做，即使正常吃晚餐也不用担心长胖，甚至还能减肥呢。"她会心一笑："好的。我看看营养师晚上是怎么吃饭的，向营养师学习保持体重的饮食法则。"

在聊天中，菜陆续上来了，这是主办方提前点好的菜谱。这期间又来了两位男士和我们一起吃饭。其中一位男士身高1.80米，体重99千克，比标准体重多了近25千克，并且最近体检发现甘油三酯这项指标偏高，所以很想通过饮食改善体质，减轻体重。于是我们4个80后开始就减肥话题聊开了。

通过交谈，我了解到大家都很重视健康，希望通过科学膳食吃出健康。但具体要怎么做呢？我看着桌子上的几道菜，有葱爆羊肉、木须肉、凉拌黄豆、蒜蓉西蓝花、油炸土豆片炒肉，主食是米饭和馒头。这正是进行示范的好机会，告诉他们在外应酬应该怎么点菜、怎么吃才能减少脂肪的摄入。

（1）对于油多的菜，吃前先洗一下

我准备了一个大碗，先把木须肉放入温水里洗一下，洗出许多油。如果不先把油多的菜涮一下，那么附着在食物上多余的油脂就会被一并吃进身体里，无形中增加了脂肪的摄入。所以对于肥胖的人来说，遇到油多的菜，先在水里洗一下再吃是一个不错的好方法，既吃到了菜，又不担心长胖。有人说，洗过的菜没有味道，其实不对，菜不会没有味道，只是清淡了一些，比水煮菜还有味道呢，完全可以吃得下。

这一小小举动，可以减少热量的摄入，经常在外应酬的人一定要记得这个方法哦！

（2）点一些清淡的菜

点一些品味比较清淡的菜式同样有利于控制热量的摄入，例如可以把油炸土豆片炒肉改为青椒土豆丝或者醋溜土豆丝。因为经过油炸的土豆热量很高，很不适合肥胖的人吃，想减肥的话，可以不吃这道菜。建议大家外出就餐时点蒜蓉西蓝花，营养价值高，富含膳食纤维和胡萝卜素，具有抗衰老、抗癌功效。这道菜不仅不油腻，而且吃后饱腹感很强，是肥胖人士外出应酬必点之选。

除了点清淡的菜以外，还可点一道清汤，比如西红柿紫菜汤、冬瓜海米汤、海带豆腐汤，这样的清汤在饭前喝下去，会有一定的饱腹感，之后吃其他食物也就少了，可以控制每顿摄入的总量。

（3）主食要少吃，多吃杂粮粥或蒸的薯类

对于肥胖的人来说，精白米饭和面条的热量较高，不太适合肥胖的人士食用。建议用杂粮粥或蒸的红薯、山药、土豆、玉米、南瓜等替代部分主食。外出应酬时，尤其是含油量大的主食，如什锦炒饭、蛋炒饭、油炸南瓜饼等，不建议点，很不适合肥胖的人食用。

在座的几位听完我的分析点评后，都纷纷表示认可，也决定在下次外出应酬时按照以上的饮食法则点餐进食。

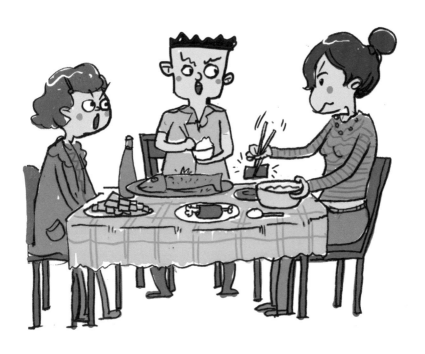

营养师建议

外出应酬怎么吃才不长胖？对于油多的菜，吃前洗一下。点一些清淡的菜。多吃杂粮粥或蒸的薯类，保持这些良好的饮食习惯，才能一直保持好身材。

9. 给熬夜的你和他准备一顿养肝明目餐

对于现代人来说，熬夜已经成了习以为常的事情。最近我的一位粉丝菲菲说她的"男神"由于工作原因，每天对着电脑的时间很长，因此这段时间视力下降得比较快，出现了轻微的夜盲症，问我有没有办法可以改善这种症状。

对于菲菲的苦恼，我给出了以下几点饮食建议。

其一是多吃富含维生素A的食物，有助于保护视力，如动物肝脏、鸡蛋、牛奶、胡萝卜、红薯、马齿苋、西红柿等。

其二是多吃富含锌、硒、铬的食物，如蛋类、贝类（牡蛎）、谷类（小麦胚芽）、豆类、坚果类等，有利于维护视力健康。

下面给大家推荐几款养肝明目食谱。

（1）动物肝粥

材料 用鸡肝、猪肝、羊肝、牛肝等皆可，用量100～150克；粳米100克；葱、姜、盐各适量。

做法 动物肝脏洗净、切成小块，与粳米同煮粥，粥成加盐调味。

功效 养肝、明目，还可以补血养颜。

（2）猪肝炒胡萝卜

材料 胡萝卜200克，猪肝150克，盐少许。

做法 胡萝卜、猪肝分别洗净后切片同炒，加盐调味即可。

功效 养肝、明目健脾。

（3）羊肝枸杞子汤

材料 羊肝100克，枸杞子10克。

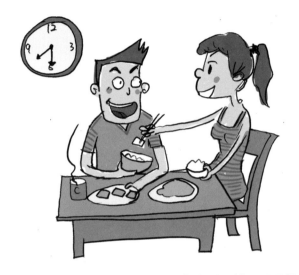

做法 羊肝洗净切片，和枸杞子一起放入锅内，加水适量，煮20分钟即可。吃羊肝喝汤。

功效 养肝、补肾、明目。

　　菲菲按照我提供的食疗方，为"男神"烹制了养肝明目餐。之后，"男神"的精神状态比之前好得多，眼睛视力也恢复得快。他说："菲菲你是个很会疼我的女孩，是我心中的'女神'，等项目顺利做完，我就带你外出旅行。"菲菲一听高兴了，悄悄地给我发来一条信息："熊苗营养师，谢谢你的食疗指导，我的行动感动了'男神'！"

营养师建议

　　摄入富含维生素A、锌、硒、铬的食物有利于保持视力健康，用动物肝脏煮汤或煮粥可以养肝明目，快给熬夜的你和他做上一顿养肝明目餐吧！

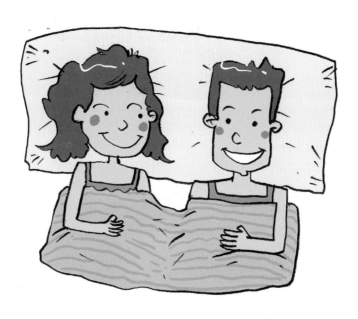

Chapter 5

幸福美满的家庭，
你值得拥有

1. 影响女性怀孕的高危因素

随着社会的发展，不孕不育的发生率也逐渐攀升。现在有不少女性想怀孕却怀不上，这是为什么呢？以下几点影响怀孕的因素你有没有？如果有的话，建议赶紧纠正，为顺利生一个健康宝宝做好准备。

（1）过度肥胖不利于怀孕

肥胖会影响女性内分泌系统，影响卵巢功能，阻碍排卵，还会引发各种健康问题，例如高血压、糖尿病、心脏病等，这些疾病也可能造成女性不孕，并且即使成功怀孕了，也可能会导致一些妊娠并发症。

（2）有害化学物质影响怀孕

不少有害化学物质中的毒素会影响异破坏卵细胞，还可能造成内分泌系统紊乱。因此准备怀孕的女性要避免接触有害化学物质。

（3）酒精、咖啡因妨害生育

经常饮酒，尤其酗酒的女性，生育能力会明显降低。因为酒精会妨碍营养物质的吸收，降低体内锌的含量，而锌是保持提高生育能力的基本营养素。此外，咖啡及其他含咖啡因的饮料也会影响女性生育功能，备孕的女性应尽量少喝。

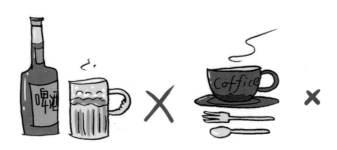

（4）精神紧张、压力过大影响生育

激烈的就业形势使很多职场女性压力增大，长期处于忧虑、抑郁或恐惧不安的精神状态都会影响女性怀孕。

（5）盲目减肥会导致不孕症

盲目过度减肥有可能导致内分泌紊乱、月经周期不规律，甚至排卵停止。过度节食所导致的营养不均衡、微量元素严重缺乏等问题也会影响生育能力，尤其是年龄超过30岁的女性，生育能力本身已经有所下降，更要谨慎对待减肥。

营养师建议

想要怀孕的女性要注意以上四点：保持正常体重，避免喝含酒精、咖啡因的一切饮料及接触有害化学物质，学会释放工作上的压力，不要盲目减肥。如此才能为顺利怀上健康的宝宝做好准备。

2. 这些有益夫妻性生活的食物，你应该知道

古人云："食色，性也。"人生在世，离不开这几个字。夫妻双方身体健康，两人间的私密生活会更有趣。那么，哪些食物可以更好地起到推波助澜的效果呢？

（1）摄入充足的优质蛋白质

例如猪、牛、羊、鸡的瘦肉，鱼肉、虾肉，牛奶、蛋类、豆制品等都含有丰富的优质蛋白质。因为其的含有多种氨基酸，会参与包括性器官、生殖细胞在内的人体组织细胞的构成。

比如精氨酸是精子构成的重要成分，具有提高性能力、消除疲劳及补肾益精的作用。泥鳅、墨鱼、鸡肉、紫菜、豌豆、海参、章鱼、蚕蛹等都富含精氨酸，男性可以多吃。特别推荐豆制品中的冻豆腐，不仅含丰富的精氨酸，而且味道非常好。

女性多吃一些富含优质蛋白质的食物，一来可以满足体力的需要，二来可以起到修复组织的作用。同时配合吃一些富含维生素C和B族维生素的食物，效果更好，不仅可增强机体抵抗力，增强凝血功能，还可以促使伤口早日愈合。

（2）在同房后应多吃温热的食物

比如同房后最好能喝一杯温热的牛奶，加1～2片面包，喝一碗南瓜山药小米粥也很不错。

（3）合理膳食

　　最好保证每天吃一个鸡蛋、一块豆腐，喝一杯牛奶，吃500克蔬菜和400克水果。三餐主食中保证有一餐是粗杂粮。多吃坚果类，如花生、核桃等富含锌的食物。

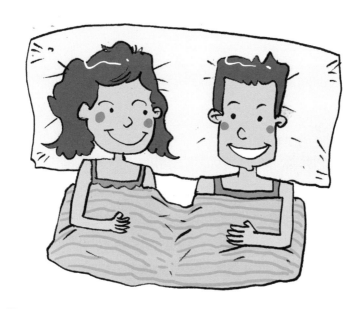

营养师建议

　　摄入充足的优质蛋白质，在同房后多吃温热的食物，平日保证合理膳食等习惯都有助于夫妻之间的性生活和谐。

进入九月，你"造人"了吗？

受孕季节很重要，每年的7~9月是最佳受孕期。想要怀孕的女性同胞们可以在7~9月开始进行重要的"造人"计划。

从优生的观点来看，胎儿在母体内，第三个月开始形成大脑皮层，这时候适逢秋高气爽的气候，人的食欲和睡眠质量都较好，尤其是这个时期的食物供应充足，应季瓜果蔬菜多，营养价值高，母体补充充足的营养对胎儿的发育十分有利。

同时，要注意以下细节。

① 受孕期一个月内，性生活次数不宜过频，最好按女方排卵期安排性生活次数。

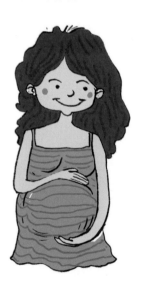

② 宜选择在早上起床前同房，而非在晚上入睡前。因为晚上夫妻双方经过一天的工作后都比较疲劳，而早上经过休息，精力充沛，且早上女性易测排卵期，男性激素水平较高。

③ 双方都有强烈的性需求；

④ 要选择风和日丽的好天气。

另外，要补充充足营养。

① 三餐按时吃饭，避免吃垃圾食品。

② 提前补充叶酸。

③ 每天喝奶，多吃豆类、蔬果、鱼类、杂粮、坚果类等食物。

④ 不熬夜、早睡早起。

7~9月是最佳受孕期，这个时期人的精神较好，食物供应也充足。要注意好受孕的细节以及补充好足够的营养，为宝宝的到来创造良好的环境。

4. 产后开奶，你需要知道这些常识

表妹刚生了一个健康的宝宝，全家人特别开心。随着宝宝的降生，哺乳成了她每天都要面对的事情。那么，产后什么时候给宝宝开奶比较好？

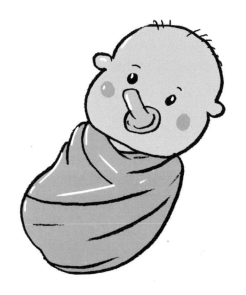

这个问题也困扰着很多新妈妈。我告诉表妹，应尽早开奶，产后30分钟即可喂奶。尽早开奶可降低婴儿生理性黄疸、生理性体重下降和低血糖的发生率。

（1）什么是初乳

在分娩后7天内，乳母分泌的乳汁呈淡黄色、质地黏稠，称为初乳；之后第8~14天分泌的乳汁称为过渡乳，第28天后分泌的为成熟乳。婴儿0~6个月最好纯母乳喂养，因为母乳是0~6个月婴儿最理想的天然食品。

（2）初乳有什么营养价值

初乳对婴儿十分珍贵，它的特点是蛋白质含量高，含有丰富的免疫活性物质，为婴儿初级免疫系统建立了一道安全防线，这是非常关键的。初乳中所含的微量元素、长链多不饱和脂肪酸等营养素要比成熟乳丰富得多。

母乳营养全面，且营养比例合理，只要母乳充足，完全能够满足这一阶段婴儿的生长需求。特别是母乳中含有的必需脂肪酸，能促进婴儿脑细胞的发育，许多配方奶中添加的"脑黄金DHA"，其实就是这种脂肪酸。母乳中还含有其他动物乳类不能替代的免疫活性物质，能增强婴儿的抗病能力，且不易引起过敏反应。

此外，母乳喂养经济实惠、安全方便，更有利于增进母子感情，促进产妇形体复原，新妈妈们还有什么理由拒绝呢？

营养师建议

产后尽早开奶可降低婴儿生理性黄疸、生理性体重下降和低血糖的发生率。而且初乳对婴儿十分珍贵，为婴儿初级免疫系统建立了一道安全防线。因此，坚持母乳喂养，对母婴健康十分有利。

已经生产的妈妈，全部心思都放在宝宝的喂养上。做好0～6月龄宝宝的喂养，是保证健康生长的关键。下面为大家介绍《婴儿喂养指南》（0～6个月）里的关键喂养点。

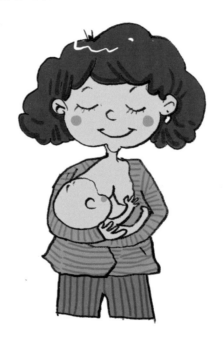

① 产后尽早开奶，坚持新生儿第一口食物是母乳。

这是因为母乳营养价值高。母乳的营养成分较全面，各种成分的比例也比较适当，对6个月以内的宝宝更为适合。母乳中含有丰富的营养和活性免疫物质，有利于保证消化吸收以及增强其自身免疫力。用母乳喂养的宝宝，患佝偻病及营养不良性贫血者明显少于用其他喂养方式的宝宝。

同时，母乳喂养有益于宝宝大脑发育，因为母乳中含有宝宝大脑发育所必需的氨基酸。母乳喂养对宝宝的另一个好处就是母亲声音、心音、气味和肌肤与宝宝的接触能刺激宝宝的大脑发育，促进其早期智力开发。宝宝频繁地与母亲皮肤接触和受母亲照料，有利于其心理与社会适应性能力的发育。最关键的是，母乳的温度适合宝宝食用，而且清洁、新鲜，被污染的机会较少，所以母乳喂养是最佳的喂养方式。

② 0~6月龄的宝宝建议用纯母乳喂养。

③ 宝宝配方奶是不能用纯母乳喂养时的另一个选择。

④ 常监测宝宝体格指标，保证其健康成长。

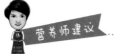

营养师建议

6个月以内的宝宝最好用母乳喂养，能促进婴儿早期智力开发。同时常监测宝宝体格指标，能保证宝宝健康生长。

6.　同事、姐妹刚当妈，该送点啥

有人咨询我："探望刚生产完的姐妹，送点什么健康礼物好呢？"

以下是我的小建议，大家不妨参考一下：送礼送点实惠的，不送贵的，只送对的。建议送牛奶一箱、鸡蛋一筐、海鲜鱼虾一箱，这样就是健康实惠的礼物。为什么呢？下面就来谈谈产后新妈妈饮食上需要注意的事项吧。

（1）补充优质蛋白质

蛋白质是组成人体一切细胞、组织的重要成分，是一切生命的物质基础，没有蛋白质就没有生命。人体内的蛋白质处于不断分解合成的动态平衡中，以达到组织蛋白不断更新与修复的目的。

刚出生的宝宝每天最好的食物就是妈妈的乳汁，为了保证宝宝的营养，妈妈首先要做到的就是，一日三餐中摄入充足优质蛋白质，比如每天保证一个鸡蛋、一杯牛奶、一块豆腐，以及一些鱼、虾、肉等，如果饮食上未能摄入充足优质蛋白质，则会影响乳汁的质与量。

此外，带宝宝是个体力活，会消耗妈妈大量精力和体力，所以无论是哺乳期还是产假期满后去上班，很多新妈妈们都容易感到疲劳，并且容易生病。这是因为摄入的优质蛋白质不足。该怎么补呢？吃好一日三餐，保证三餐摄入充足的优质蛋白，且每顿都要有肉、鸡蛋、蔬菜、豆类，同时多喝牛奶。

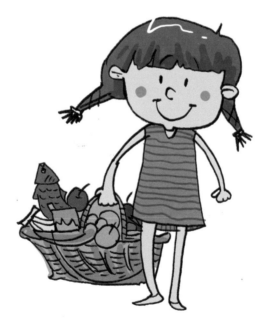

（2）补钙

钙也是妈妈在哺乳期所需的重要营养素，宝宝一般通过乳汁来吸收钙，如果妈妈缺乏钙，宝宝摄入的钙也会不足。而钙的含量在乳汁中比较稳定，如果体内血钙含量不足，就会动员骨骼钙来维持平衡。因此在哺乳期，妈妈一定要补充充足的钙质，以免因缺钙而导致骨钙流失，从而引发腰酸背痛、腿抽筋以及牙齿松动等。建议新妈妈在生产后多摄入奶制品，必要时可服用钙片。

（3）饮食均衡，食材多样

哺乳期要注意荤素搭配、营养均衡多摄入蔬菜、水果、杂粮等，保证营养均衡。

营养师建议

女性生产后要恢复体力和哺乳，都需要补充优质蛋白质和钙。可选择富含蛋白质和钙的食物送给刚生产完的同事姐妹。

7. 适合宝宝的营养辅食有哪些

"该不该给宝宝额外补充维生素？""食补好，还是营养补充剂好？""该怎样制作有营养的辅食？""需要补充维生素D还是复合维生素？"相信以上都是妈妈们到了宝宝需要添加辅食时常见的疑问。下面就来给各位妈妈提供几点营养建议。

补充维生素需要医生的指导

对于正常喂养的宝宝，一般来说营养比较充足，也不容易缺乏维生素。若宝宝不能经常得到充足的阳光，可以先到医院做个微量元素检测，看看其是否需要补充钙、维生素D或维生素A。

维生素D是可以促进钙吸收的营养素，而维生素AD滴剂又叫鱼肝油，是同时含有维生素A和维生素D的复合营养素。补充前需根据医生或专业营养师的建议，按规定的用法和用量，不可随意添加或过量。因为维生素A和维生素D属于脂溶性维生素，过量摄入容易发生中毒。

一般来说，6个月到3岁的宝宝较容易发生维生素A中毒，急性中毒的主要症状有呕吐、烦躁、头围增大、头痛、视神经盘水肿、复视等，而慢性中毒则会有呕吐、烦躁、皮肤瘙痒等症状。所以补充维生素一定要在医生的指导下进行。

哪些食材富含宝宝所需的维生素

除了使用营养补充剂外，还可以通过食物给宝宝补充维生素，安全无副作用。下面分别给大家介绍富含各类维生素的食材。

富含维生素A的食物：动物肝脏、蛋黄、黄绿色蔬菜等。

富含维生素B_1的食物：杂粮、豆类、花生、猪瘦肉、猪肝、猪肾、猪心等。

富含维生素C的食物：如茼蒿、苦瓜、白菜、豆角、菠菜、土豆、韭菜、红枣、草莓、柑橘、柠檬等新鲜蔬菜和水果。

富含维生素D的食物：动物肝脏、鱼肝油、禽蛋类等。其他来源有晒太阳（最经济来源）等。

富含维生素E的食物：各种植物油、坚果类、豆类、奶油、蛋等。

特别提示：动物肝脏这类食物，宝宝每次用量以25~50克为宜，不可过多。

以下是给宝宝补充维生素的食疗方。

（1）马蹄山楂梨水

材料 山楂干5颗，马蹄、梨各1个，冰糖适量。

做法 将山楂干洗净，将梨去核并切至块状，马蹄去皮切块；将处理好的山楂干、梨、马蹄放入烧开的水内煮20分钟，最后加入冰糖调味即可。

功效 马蹄山楂梨水，味道酸甜，是非常适合宝宝的健康饮品。其中山楂能起到开胃消食的作用。马蹄水分充足，能清热润肺，加上滋阴润燥的雪梨，能起到生津止渴的功效。

（2）南瓜蒸蛋

材料 胡萝卜1个，小南瓜1个，鸡蛋1个，猪肉馅、青豆、玉米粒、盐、料酒、橄榄油各适量。

做法 ①胡萝卜洗净切丁，在猪肉馅中依次加入料酒、橄榄油和盐，拌匀；在猪肉馅中加入胡萝卜丁、青豆、玉米粒，搅拌均匀。

②将小南瓜洗净，去皮、籽，切薄片，放入盘内。

③打入鸡蛋，在鸡蛋的周边放上肉馅；最后将南瓜鸡蛋放入蒸锅内蒸15分钟即可。

功效 南瓜蒸蛋，不仅色香味俱全，而且营养丰富。食材中有鸡蛋、瘦肉等富含优质蛋白的食物，非常有利于宝宝骨骼、肌肉的生长发育。同时富含多种维生素，能促进宝宝健康生长。

（3）燕麦坚果能量棒

材料 鸡蛋1个，黄油、燕麦、坚果各适量。

做法 ①将鸡蛋打散、拌匀（如果宝宝对蛋白过敏，可以用蛋黄）。

②将黄油放入碗中，放入微波炉加热40秒，至融化成黄油水。

③将燕麦、坚果依次放入鸡蛋液中（如果宝宝咀嚼能力还不太好，燕麦、坚果可以先碾碎）。

④将黄油水倒入鸡蛋液中，搅拌均匀，并压实。

⑤放入微波炉中，调高火，微波4分钟。

⑥将做好的燕麦取出，切成条状即可。

功效 燕麦坚果能量棒，营养丰富，方便携带。能量棒里有燕麦、坚果，能给宝宝提供多种维生素和优质蛋白质，对宝宝的生长发育十分有益。

营养师建议

通过辅食，可以给宝宝补充所需的营养素。如果需要额外补充维生素，需要在医生的指导下进行。

8. 过节回家，带什么健康礼物给亲人好呢

每逢五一劳动节、国庆节、春节这些重要的节假日，相信不少在外打拼的人都会回家看看父母和亲友。一年难得回家与亲人相聚，大部分人都会准备一些礼物带回家孝敬父母和亲友。但是带什么健康礼物给亲人更合适？在这里给大家支支招，希望你们都能买到既适合又实惠的礼品，并能

给家人带去更多健康。

（1）送给父母的健康礼物

首先考虑到经济实惠，因为父母都是吃过苦的一辈，太贵重的东西他们不舍得用，搁置久了就失去意义。买些实用的礼物，比如精巧的小保温杯，盛汤盛粥都可以用，当你用心熬了一锅营养粥，想给亲人留一碗时，小保温杯就派上用场了。还可以给妈妈买两副手套，一副是厚的棉的，可以防止端热汤时被烫伤；另外一副是胶皮手套，给妈妈平时洗碗用。还可以买一个护手霜，保护妈妈那双辛劳的手。

家电方面可以给父母买一个智能电饭煲，安全，省电省时，又方便快捷。还可以给父母买植物焗油膏，回家亲手帮父母焗发，把父母那青丝白发换个自然黑。考虑到天冷，可以给父母买几个棉坐套以及一套保暖内衣防寒保暖。如果父母平时干活多，想必身上不少部位都有疼痛，可以给父母买祛痛的按摩膏，有利于缓解疼痛。以上这些东西既实用又实惠。

如果家里还有年老的爷爷奶奶，可以送一些特色小点心和营养品，如钙片、鱼肝油等。因此，总结一下送给父母的礼物大致有以下几类：厨房小家电、身体祛痛膏以及米、面、油等食品。

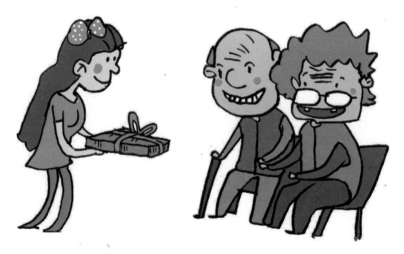

（2）送给兄弟姐妹的健康礼物

哥哥、嫂子、姐姐、弟弟都有工作了，他们已有的物品相对来说比较丰富。可以给他们送一套五谷杂粮礼品盒，引导他们一日三餐多吃些粗杂粮，预防便秘。还可以给他们送一个果蔬机，引导他们经常喝鲜榨果蔬汁，替代甜饮料。

（3）送给孩子们的健康礼物

如健康书籍、益智玩具、健康动画光盘。

营养师建议

过节回家，送健康礼物给亲人，为父母亲、兄弟姐妹和孩子们挑选经济实惠又有利于他们健康的礼物吧。

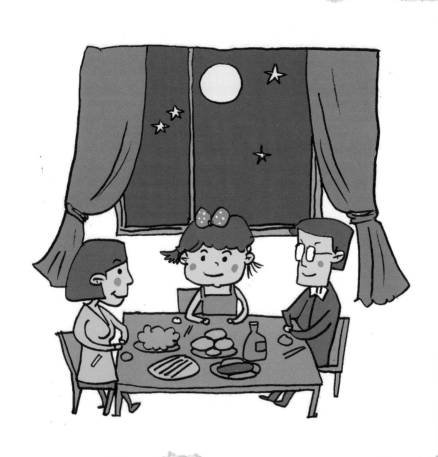

Chapter **6**

女人会吃，

健康美丽一辈子

女性的一生是辛劳的，需要生儿育女，相夫教子。但同时也是幸福的一生，当看到儿女读书成才，丈夫事业兴旺，父母身体安康，这时是作为女性最有成就感的时刻。我们为这样的女性鼓掌、点赞，同时也特别希望伟大的女性一生安康。因此，下面要送给天底下所有的女性朋友们四句养生秘诀。

（1）合理膳食

以我身边一个朋友为例，她叫花姐，是个工作狂，每天三餐不按时吃饭，吃的时候也是匆匆忙忙，且经常就吃那几样单一食品，如馒头、咸菜、面条、凉拌菜，好几年都三餐不规律，最终落下了胃病。胃痛得厉害的时候，她只能吃药，真应了那句话——"平时不养生，病时养医生"。健康是什么？健康就是自己不受罪、儿女不受累。怎么合理搭配一日三餐呢？每天饮食要保证蔬菜、水果、主食、牛奶、豆腐、肉类、鸡蛋都要有。比如早餐一碗八宝粥、一个大拌菜、一个鸡蛋、一个苹果；中午荤素搭配，包括胡萝卜土豆炒肉、凉拌海带黄瓜丝、西红柿鸡蛋汤，加上杂粮面或米饭；晚上吃小米南瓜山药粥、酱牛肉、白菜豆腐汤。其实，只要按照中国居民膳食宝塔五层来搭配食物，就能真正实现食物多样化、营养均衡。我们的身体健康需要多种食物的营养搭配，才能满足自身对能量以及微量元素的需求。

（2）适量运动

我有一个老师，今年70多岁，但身材、皮肤犹如少女，甚至爬长城的速度比一般人都快。我问她怎么保养的。她说："生命在于适量地运动。我每天必须运动，每天带计步器至少行走1万步。只有吃动两平衡，才能有好身材，我今年虽然74岁，但是身体年龄只有46岁，运动很重要。"

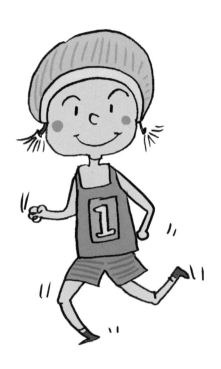

（3）心态平衡

人的一生会面对许多困难与挫折，我们无法掌握外界客观条件，但可以选择面对困难的态度。遇到困难的时候，一定要在心里反复默念："一切都是最好的安排。有晴天就会有雨天，有黑夜就会有光明。"练就一颗平常心，坦然面对生活给予我们的一切，对人对事也就多了一份包容。

（4）戒烟限酒

我经常看到一些女性嘴里吸着烟，姿态看似很酷，其实，这种行为会给身体埋下许多健康隐患，如增加了患肺癌的风险。在夏天，很多女性和男性一起喝冰镇的啤酒或者高度白酒，这样是很伤肝、胃的。举一个例子，张女士是公司白领，吸烟、喝酒已经有一些年头了。最近因为喝酒过多导致胃出血住院，请假好长一段时间后，原来的职位被新来的同时顶替，最后身体弄垮了，工作也没有了。所以，为了自己的健康和未来，戒烟限酒还是很有必要的。

营养师建议

合理膳食、适量运动、保持心态平衡、戒烟限酒是女性一生的四大健康秘诀。

2. 美食与身材可同时兼得

大部分女孩天生就爱吃零食。现在网上流行一个词：吃货。吃货，我的个人理解是懂得吃，会选择地吃、并且能吃出健康。虽说吃多了容易长胖，可是关键在于怎么吃。现在就给各位吃货分享一下我十年来体重、身材一直保持在合适范围内的饮食方法吧。

美味与身材如何兼得？如何能在尽情享受美食的同时不担心长胖？那就看你会不会把握"吃动两平衡"这个保持身材的不二法则了。

（1）浅尝辄止

顾名思义，即再好吃的食物也要学会控制，不暴饮暴食。煎、炸、烤的食物吃起来很香，但热量很高，比如烤鸡翅、烤鸡腿、煎鱼排、炸丸子等，吃的时候我往往选择小份的，因为小一点的比大一点的热量要少。同时我会控制摄入量，比如炸丸子一般吃1~3个，余下的与同伴分享；如冰激凌也要小份的，或者与同伴一起分享一个。这样，在品尝美食的同时，也不用担心发胖了。

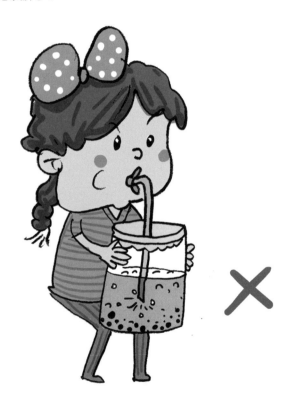

（2）喝鲜榨的果蔬汁，少喝甜饮料

鲜榨的果蔬汁营养价值高，而甜饮料一般含有多种添加剂，不仅热量高，而且对人体健康无益。

（3）吃油腻的菜，先用开水涮一涮

吃油多、盐多的菜的时候，比如火锅、麻辣烫等油腻食物，我会先准备一杯水，吃之前先把食物涮一涮，这样做可以去掉很多油脂，不用担心长胖。而且在外面吃面的时候，建议大家不要喝汤，因为汤里含有较多脂肪，会增加热量的摄入。

（4）实现食物多样化

在外就餐时各种菜我都会点，这样就实现了食物多样化，保证营养均衡。

（5）中午吃得多，晚上要少吃

很多女孩从上午逛街到中午，一直在吃美食。到了下午，感觉食物还没消化，那么到了晚上就要少吃，再去运动一下消耗这一天所摄入的多余热量。只有这样，才能保持一天摄入的热量在合理范围内。

（6）吃动两平衡

千万记住要多走路多动，尽量不要开车去逛街，选择走路、骑车等方式。吃得多，动得多，这样就不容易增加赘肉了。

营养师建议

我们要做一个懂得如何吃的吃货，这样才能既享受美食又不用担心长胖。记住以上准则，美味与健康轻松兼得。

3. 如何做营养健康的大拌菜

女性喜欢在厨房摆弄，做出一些新奇、美味、营养的菜让自己和家人品尝。我最喜欢做的一道菜就是大拌菜，不仅实现了食物多样化，而且营养价值高。这是因为蔬菜中富含多种维生素和矿物质，比如维生素C、B族维生素，还有钾、铁、镁等，这些营养素能帮助身体更好地进行新陈代谢，让我们感觉更轻松、更有活力。凉拌的蔬菜更容易使人体获得抗衰老的物质，比如花青素，能帮助人体及时清除自由基，达到延缓衰老的目的。

健康大拌菜的主要食材有以下几种。

① 紫甘蓝。属于花科类食材，富含花青素，可防癌、抗癌、抗衰老。

② 苦菊。绿色的苦菊吃起来微微感觉到苦味，能祛火、护肝。

③ 黄瓜。嚼起来脆脆的，水分多，富含多种维生素。

④ 红皮水萝卜。富含水分，补水效果好。

⑤ 黑木耳。俗称"体内的清道夫"，能帮助我们净化身体，将体内废物和毒素及时从身体里排出。

⑥ 胡萝卜。富含β-胡萝卜素，能保护视力、抗氧化。

除了挑选健康食材，用油也很重要。推荐四种油：橄榄油、亚麻籽油、山茶油、香油。任意用一种或两种组合，比如加几滴亚麻籽油，再加两滴香油，不仅增加整个大拌菜的香气，而且这些组合油中所含的不饱和脂肪酸更有利于人体健康，能预防心血管疾病，尤其适合血脂异常者食用。

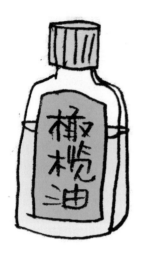

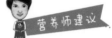

4. 春季养生食疗方

春季是万物复苏的季节，自然界各种生物都在萌发生长，人体也要适时养生。春季的昼夜温差较大，乍暖还寒的天气，我们同样需要注意保暖，尤其是畏寒怕冷的女性，更需要在春季吃一些散寒助阳的食物，如葱、姜、蒜、韭菜等食物。

北方人喜欢吃大葱，可以用大葱蘸酱卷煎饼一起食用，既好吃又能养生。还可以用姜熬制成姜汤，加上红糖一起饮用，每天早晨喝一小碗，能促进身体血液循环，增强初春时节身体的御寒能力，有助于预防感冒。

春季还有一种必吃的蔬菜——韭菜。韭菜是春天里长得最好的蔬菜，春天的韭菜特别香。著名诗人杜甫曾留下"夜雨剪春韭，新炊间黄粱"的诗句，一幅闲适的画面让不少人羡慕不已。食家也有云："韭菜是春香、夏辣、秋苦、冬甜，其中数春季的韭菜最鲜嫩可口。"在北方，春韭可以包饺子、做包子，都非常好吃。南方人喜欢用韭菜炒鸡蛋、炒虾米、炒鱿鱼，都是非常好吃的开胃菜。广东人还喜欢用韭菜煮猪血。因为猪血含铁丰富，而且以有机铁为主，极易为人体吸收，与韭菜搭配食用，补血效果很好。大家不妨试试。

春季里的应季蔬菜除了韭菜之外，还有芥菜。芥菜的做法很多，可以用来炒肉丝、做汤、调馅等，还可以做成腌制小凉菜。如果和豆腐搭配食用，可做成芥菜豆腐汤，有很好的补钙效果。

按照中医理论，五脏对应不同季节，而肝脏对应春季，所以在春季需要补养肝脏。

春季食疗以滋阴养肝为主。春季养肝的食物包括：胡萝卜、菠菜、鸡蛋、鸡肉、猪肝、黑豆、牡蛎、豆腐、龙眼肉、鸡肝等。

推荐春季养肝菜谱：胡萝卜炒鸡块、菠菜豆腐汤、黑豆粥、韭菜炒鸡肝、牡蛎汤、龙眼大米粥、蒸鸡蛋羹、胡萝卜青椒炒猪肝等。

此外，还给大家特别推荐一款春季疏肝解郁茶：玫瑰花7朵、玳玳花3朵（中药店有售）。将这两种花放入杯中，用沸水冲泡10～15分钟即可。在春季里喝，具有行气和血、疏肝解郁的功效。

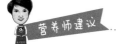

营养师建议

春季应注意防寒保暖，养肝护肝，同时多食用春季的应季蔬菜，如韭菜、芥菜等，可以助你更好地适应春季多变的天气。

走过春季，来到了夏季。四季之中，夏季是一年里阳气最盛的季节，气候炎热、生机旺盛。这时我们的身体处于新陈代谢的旺盛时期，每天出汗也比较多，所以在夏季应注意补充身体所丢失的水分和津液。夏季养生应以滋阴清热、消暑利湿为主。

多吃消暑利湿的食物

如绿豆、薏苡仁、红豆、冬瓜、西瓜、丝瓜、黄瓜、芹菜、苋菜、菱角、甘蔗、苦瓜、菊花、香蕉、荸荠、茄子、茭白、竹笋等。可以把以上食材搭配成各种食谱。

（1）三豆汤

绿豆、红豆、黄豆、薏苡仁各30克，一起熬汤喝。功效：清热解暑。

（2）三瓜汤

冬瓜、黄瓜、丝瓜、姜各适量，香油少许。以上材料分别切片，一起放入锅中至熟，滴入香油调味，即可饮用。功效：利尿清热。需要注意的是，瓜类属于寒凉之物，不适合胃寒的女性饮用，但加入姜后寒凉之性即被中和，爱美的女性朋友们可以放心饮用。

（3）凉拌莴苣

莴苣300克，盐、香油各适量。莴苣去皮切成段，放入沸水里焯一会儿，捞出，加入少许盐和香油拌匀即可。功效：清热利水。

以上所推荐的食材还可以搭配成清炒苋菜、茭白炒牛肉、蒜蓉茄子、竹笋烧肉、苦瓜炒鸡蛋等。

多补充水分和津液

人体在夏季消耗量最大，需要及时补充水分。饮食以清淡松软、易消化为佳，烹调方式以汤、羹、汁等汤水较多的为主。每餐进食量不要太多，少吃多餐为好。

夏天人体出汗多，容易感到口渴，炎热的夏天也容易影响食欲。山楂乌梅红枣汤就是一款非常适合夏天饮用的饮料。只需山楂片5片、乌梅3颗、红枣3颗，一起熬水，加一点冰糖调味，即可饮用。山楂乌梅红枣汤具有开胃、解暑、生津的功效，是夏季必备的健康饮料。

炎热的夏季里还特别建议大家多摄入水果。因为水果具有丰富的水分和营养素，可以快速补充人体所丢失的津液。其清爽的口感，也为炎热的夏季带来一丝清爽。适合更多吃的水果有枇杷、芒果、梨、葡萄、柠檬、桃子、菠萝、杨梅、西瓜等。在这里给大家特别推荐一道水果汁，把芒果、菠萝、梨一起榨汁喝，味道很特别。

多吃红色的食物

按照中医理论，五脏对应不同季节，而心对应夏季，所以在夏季应注意补气养心。中医所说的"冬病夏治"，就是让我们在夏天做好预防疾病的保健措施，可降低好发于秋冬时节疾病的发生率，尤其是心血管疾病。

中医认为，红色的食物具有养心的功效，如西红柿、红豆、红枣、樱桃、红薯等。西红柿是家庭中常吃的蔬果之一，可以做成凉拌西红柿、西红柿紫菜汤、西红柿炖牛肉等，具有很好的养护心脏作用。

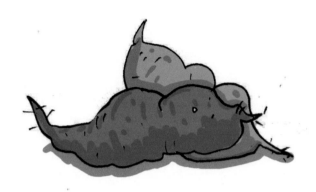

6. 秋季养生食疗方

爱美的女性在秋季里尽量做到少吃辛辣、肥腻、重口味的食物，吸烟、喝酒的女性要尽量戒除。秋季食疗养生还要多喝水、汤、豆浆、牛奶等流质食品，补充人体损失的津液。其次，建议大家多食用百合、山药、蜂蜜等滋阴润燥的食物。下面是我推荐给大家的秋季食疗养生方，对症食疗，更加有效。

（1）枇杷叶菊花粥

材料 枇杷叶15克，菊花10克，粳米60克。

做法 将枇杷叶、菊花先煎取汁，倒入粳米加水煮成粥，早上或者晚上食用即可。

功效 清热润肺，疏风散热。

（2）海蜇荸荠汤

材料 海蜇、荸荠各100克。

做法 将海蜇、荸荠洗净，荸荠去皮、切成片，与海蜇共煮汤。喝汤，吃海蜇、荸荠。早晚食用都可以。

功效 清热润肺，化痰止咳。

（3）银耳粥

材料 银耳、冰糖各适量，粳米200克，红枣10颗。

做法 将银耳洗净，泡4小时左右；将粳米、红枣先下锅，水沸后加入银耳及适量冰糖同煮至粥成。早晚各食用1次。

功效 滋阴润肺，养胃生津。

（4）二冬粥

材料 麦冬20克，天冬20克，粳米50克，冰糖适量。

做法 将麦冬、天冬下锅，水煎10分钟后，加粳米煮粥，加冰糖拌匀即可。

功效 滋阴降火，清热生津。

（5）白萝卜鸭汤

材料 白萝卜200克，瘦鸭半只，陈皮5克，姜末3克，料酒、盐各适量。

做法 白萝卜去皮切块，鸭洗净剁块，一起煮熟后加调料即可。

功效 滋阴清热，理气化痰。

（6）鸭蛋豆浆饮

材料 豆浆250毫升，鸭蛋1个，白糖适量。

做法 豆浆煮沸；鸭蛋打入碗内，调匀，冲入沸豆浆，加白糖适量。每日1次，连服数日。

功效 清肺降火，滋阴除烦。

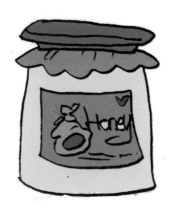

营养师建议

秋季养生首先要做到多喝水、汤、豆浆、牛奶等流质食品，补充人体损失的津液。食疗养生以滋阴润肺，养胃生津为主。

7. 冬季养生食疗方

冬季自立冬开始至立春前，包括立冬、小雪、大雪、冬至、小寒、大寒六个节气，是一年中气候最冷的季节。在寒冷的冬季里，需要火的温度、温暖的食物来滋养我们的身体，抵御寒冬。

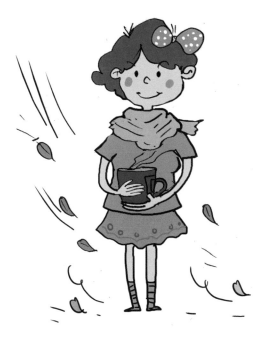

作为一名营养师，我给大家推荐健康火锅（清汤火锅）。为什么要推荐吃火锅呢？因为冬天气温寒冷，相比于炒菜而言，火锅能一直保持食物的温度；而且火锅一般取材较新鲜，食物质量有保证。此外，最重要的是一家人坐在一起吃火锅，不仅有食物的温度，更有家人的温暖。

但是吃火锅也有讲究。要吃火锅，就吃健康火锅。所谓健康火锅，就是要注意选择火锅所搭配的料。在肉类方面，建议大家首选羊肉。因为羊肉有滋补暖身的功效，男女都适合。除了羊肉，还可选择低脂肪的鱼肉，有助于控制热量的摄入。在素菜类，建议大家选择冻豆腐，因为其含有丰富的蛋白质和精氨酸，有助于男性生殖健康。女性可以选择猪血，因为其具有很好的补血作用。香菇、土豆、大白菜、莲藕、莴笋、茼蒿等蔬菜，都非常适合冬季食用。主食类可以选择红薯、山药、手工面等。汤底可选择清汤。

以上给大家介绍的火锅配料，食材多样，营养均衡，而且热量较低，制作简单，非常适合家庭食用。

冬季除了吃火锅之外，给自己和家人熬制一碗暖身粥或暖身饮品也是非常不错的选择。下面给大家推荐几款适合冬季饮用的暖身粥。

（1）羊肉粥

取鲜羊肉100克，粳米100克，盐、葱、姜各适量。鲜羊肉洗净切片，葱、姜切成碎块备用。将粳米淘洗干净，与羊肉及调料一同放入锅内，加适量清水，先用大火煮沸，再用小火熬成粥。本粥具有温补气血、暖脾益胃的功效。

（2）核桃栗子粥

取核桃仁50克、栗子肉50克、大米100克，一起加水500毫升，入锅熬粥即可。本品具有温肾助阳、健脑益智的功效。

（3）姜汁甜牛奶

取150~200毫升鲜牛奶，加入一勺姜汁和少许白糖，拌匀，放入容器内隔水蒸15分钟。此款饮品有散寒和胃的功效，每天饮用一杯，有助于改善手脚冰凉的症状。

（4）生姜黑糖茶油膏

取生姜、黑糖、山茶油各适量。姜以老的黄姜粉驱寒效果最好，加上补铁养血的黑糖和润肠通便的山茶油，一起调和成膏，每天舀一勺冲调饮用。具有温宫暖胃、散寒止痛的功效，非常适合畏寒怕冷的女性在冬季饮用。

8. "补水"蔬菜，让你干燥的肌肤水润起来

进入深秋，大家都会感到天气干燥，由于空气中缺少水分，用洗面奶洗完脸后脸上紧绷绷的。若肌肤出现"干旱缺水"的情况，就会变得暗沉粗糙、出现皱纹，粉刺痘痘也跟着长出来。怎么办？美丽的女人需要由内而外的保养，除了用补水的护肤品外，在饮食上要是能注重均衡膳食的话，则锦上添花，为美丽加分。深秋对付干燥气候，建议大家吃一些能给肌肤"补水"的蔬菜。

（1）西蓝花

西蓝花的营养价值很高，含有丰富的β–胡萝卜素。β–胡萝卜素是维生素A的前体，是一类能增强皮肤抗损伤能力、修复肌肤细胞、保持肌肤弹性的营养物质。其所含的维生素C能滋润、美白肌肤。西蓝花属于十字花科类，还具有抗癌、预防肿瘤的功效，同时能保护视力。西蓝花炒着吃、凉拌吃，都非常美味。

（2）莴苣

莴苣具有收敛毛孔、抗衰老、抗皱的功效，可榨汁敷脸，稀释后还可作为化妆水使用，能紧致毛孔、滋润肌肤。食疗可做成凉拌莴笋丝、清炒莴笋等。

（3）西红柿

其内含的番茄红素具有减少皮肤皱纹的优点，保湿效果也比较好。常吃西红柿还能淡化黑眼圈。食疗可以做成凉拌西红柿、西红柿紫菜蛋花汤等。

（4）黄瓜

黄瓜具有美白、保湿、消炎等功效。用黄瓜榨汁可敷脸，起到镇静肌肤、清洁毛孔的功效。食疗可做成凉拌黄瓜丝。

（5）芦荟

用芦荟肉来敷脸，可补水、美白、消炎。也可榨汁敷在脸上，对于晒伤后的皮肤具有修复作用。

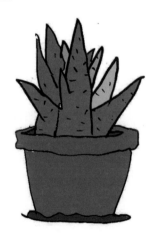

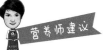
9. 吃饭后的感觉，也能反映出疾病

早上打开微信一看，有两个女性朋友给我留言了，让我们来看看她们怎么说。

咨询一："熊苗老师，您好。想咨询您一个问题。我经常出现肚子咕噜咕噜响的情况，而且还有一种想上厕所排便的感觉，有时候吃一顿饭就解一次大便，请问我这是怎么了？是不是胃肠出现了问题？麻烦您有空能回复一下。"

大家都说："吃五谷杂粮，哪能没有毛病。"吃饭后的各种感觉，都能反映出我们身体部位的健康问题。就像这位咨询我的朋友，她这种情况属于胃肠功能紊乱或慢性肠炎。这时该怎么办？

具体还是要先到医院做个相关检查，以明确病因，另一个最简单的办法就是吃一段时间的益生菌粉，能起到一定的缓解作用。

咨询二："您好！熊苗营养师，我最近发现吃饭后，上腹部总感觉有些隐隐作痛，还会吐酸水，平时常有饥饿感。这是怎么回事？"

这是典型的早期胃炎或胃溃疡症状，需要及时服药消除炎症。还有些人吃饭后腹胀加重，平卧的时候症状就减轻，常嗳气，有时便秘或腹泻，身体还比较瘦弱，这是胃下垂的症状。

胃肠疾病重在平日保养，以下是我给大家的饮食建议。

① 多摄入富含蛋白质的食物。因为蛋白质是修复胃肠道黏膜的重要原料，如鱼、虾、豆腐、瘦肉、鸡蛋。

② 多摄入含抗压力物质的食物。如豆腐、牛奶、香蕉、南瓜、莲子、红豆、黄豆、鸡蛋、猕猴桃、木瓜、燕麦、菠菜。

③ 多摄入含抗氧化物质的食物。如南瓜、核桃、杏仁、胡萝卜、菜花、卷心菜、韭菜、芹菜、红薯、酸奶、黑木耳、海带、蚕豆、火龙果、大白菜、西蓝花等。

上腹部不适，除了提示胃肠疾病，还可能是其他疾病导致的，例如胆囊、胆道、胰腺等疾病都可能表现为上腹部不适。除了饮食调理外，还是建议到医院做相关检查以明确病因。

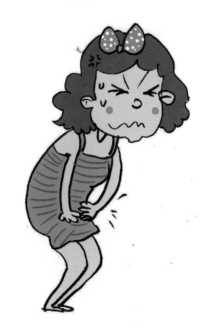

10. 健康吃零食，学会挑选很重要

相信大多女生都爱吃零食，当我们走进琳琅满目的大型超市，丰富多样的国内外休闲食品摆满各个货架。对于一般女生来说，都是想吃什么就挑选什么，哪个广告做得响亮就买哪个。相信这也是大部分普通消费者的选择标准。但若让我这样的专业营养师来挑选零食的话，首先留意的不是宣传语，而是食品包装上的信息，如食品标签、商家品牌、营养标志等，因为这是挑选到健康安全食品的重要保证。学会科学选择食品，是对自身健康的负责。

下面就给大家分享一下我挑选零食的诀窍。

（1）饼干的选购诀窍

选择脂肪含量少的饼干。饼干的种类很多，口味多样。在大部分的饼干配料表中，都含有小麦粉、植物油、白糖，还有多种食品添加剂。所以，可以选择脂肪含量较低的饼干种类，这样更有利于健康。

你可以选择自己爱吃的那几种饼干，然后比较各自的营养成分表。营养成分表中有脂肪一栏，同样的是100克的分量，脂肪含量较低的种类可优先选择。

（2）奶制品的选购诀窍

奶制品是补钙的最佳食品来源，同时也能预防女性骨质疏松症的发生。女性每天应适当摄入奶制品，有利于身体健康。超市中的奶制品种类繁多，有含果粒的、不同口味的以及国内外不同品牌生产的，让人一时难以分辨选购。建议大家首先挑选原味的牛奶或酸奶，因为原味的品质更加纯正。同时比较各种奶制品的含钙量，选择每100克含钙量高的种类，这样的补钙效果最好。选购奶制品不要盲目追求国外品牌，建议选购当地的驰名商标，因为这样更接近生产奶源，奶制品更加新鲜，同时要关注生产日期和保质期，越接近生产日期的越新鲜。

（3）坚果的选购诀窍

超市里的坚果种类繁多，盐焗的、油炸的、包裹巧克力的等。尽管经过加工烹制的坚果味道较好，但还是建议大家选择原味、没有油炸、不带盐味或者甜味的纯天然坚果。因为这样的坚果营养成分保留最充分，经过油炸等烹制程序的坚果，都会在一定程度上丢失部分营养成分。同时，坚果类本身脂肪含量较高，若经过油炸、盐焗等方式，食用后会进一步增加热量的摄入，容易使人发胖，不利于身体健康。

（4）牛肉干的选购诀窍

牛肉干是我所推荐的较为健康的零食之一，不仅味道好，更重要的是其中含有蛋白质，具有较高的营养价值，能为身体及时补充热量。挑选牛肉干首先要认准大品牌，这样质量会更加有保证。然后看配料表，比较不同品牌的牛肉干，挑选配料表中排第一位的是牛肉的品牌。因为配料表的排序是按照食品添加量由多到少进行排列的，牛肉位置排得越前，证明牛肉的含量更高。比较配料和食品添加剂的添加情况，挑选食品添加剂较少的品种，这样更有利于身体健康。

（5）果汁的选购诀窍

果汁富含维生素，非常适合爱美的女性饮用。超市中果汁的种类数不胜数，各种宣传标语也容易让消费者难以分辨选购。要注意选择标有"100%果汁"食品标志的纯果汁，这才是纯正的果汁。不要挑选那些标有"含果肉10%"或"含果肉30%"的果汁，这不是纯正的果汁，大部分添加了食品添加剂和水分等。

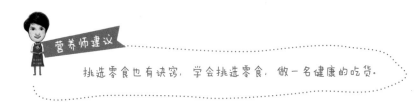

营养师建议

挑选零食也有诀窍，学会挑选零食，做一名健康的吃货。

11. 葡萄对女性有哪些好处

葡萄益处多多，是女性食谱中不可缺少的一样食物。下面就来看看葡萄对女性健康有哪些好处吧！

葡萄能有效抑制血栓形成，并且能降低人体血清胆固醇水平，对预防心脑血管疾病有一定作用。

葡萄中的葡萄糖、有机酸、氨基酸、维生素对大脑神经有兴奋作用，经常食用对神经衰弱和过度疲劳者也有益处。

长期吸烟者可多吃葡萄，因为葡萄既可帮助肺部排毒，又可缓解因吸烟引起的呼吸道发炎、痒、痛等症状。

葡萄汁对体弱、患有血管粥样硬化和肾炎等患者的康复有辅助疗效。直接饮用葡萄汁还有抗病毒的作用。

葡萄干为营养食品，适合虚弱体质者食用，既能增进食欲，还有补虚益气的功效。

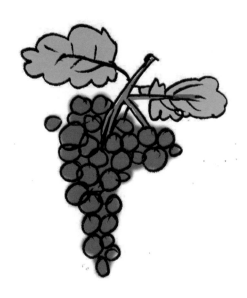

葡萄的抗癌作用尤其明显，研究表明，在那些经常吃葡萄的人群中，癌症发病率明显降低。这主要是因为它含有一种抗癌物质（白藜芦醇），可以防止健康细胞癌变，阻止癌细胞扩散。白藜芦醇主要存在于葡萄皮和葡萄籽中，是葡萄中最主要的营养成分。所以，吃葡萄不吐葡萄皮是科学的。

将葡萄皮和葡萄籽一起食用，特别有益于患有局部缺血性心脏病和动脉粥样硬化性心脏病患者的健康。葡萄表皮颜色越黑，含黄酮类物质就越多，对心脏的保护作用越好。葡萄中含有的类黄酮是一种强力抗氧化剂，可抗衰老。

12. 经常吃素食的女性最缺乏哪种营养素

身边有很多女性朋友都是素食主义者，与她们聊天，发现很多人已经坚持素食多年，是多年的严格素食者。从营养方面来说，素食者最缺乏的营养素就是维生素B_{12}，因为植物性食物中所含维生素B_{12}很少，维生素B_{12}缺乏后会引起常见的精神症状：易激惹、抑郁、产生幻觉、精神错乱和类偏执狂倾向，认知功能减退，甚至痴呆。这是值得素食者关注的问题。

那么从哪些食物中可补充到维生素B_{12}呢？如动物肝脏、动物肾脏、猪心以及牡蛎、虾、臭豆腐等。而对于吃素的人来说，可选择的就只有臭豆腐了。

其实最简便的补充方法是直接吃维生素B_{12}片或者用针剂补充维生素B_{12}。女性素食者还应注意以下两点。

（1）补铁

主食中应增加黑米、小米、黑芝麻、红豆等富铁食品；用铁锅炒菜，最好加点醋，有助于铁的吸收；适当多吃一些富含维生素C的枣类、山楂、猕猴桃、绿叶蔬菜、西红柿等，补充维生素C有利于铁吸收。

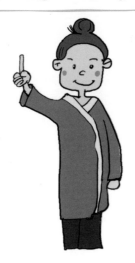

素食者要注意补充维生素B₁₂哦！

（2）补锌

常吃葵花籽、黑芝麻及榛子、核桃等富含锌的坚果种子类食物；吃乳腐、面酱、纳豆等发酵食物，有利于锌的吸收；多吃香菇、黑木耳、金针菇、蘑菇等菌类食物，也有利于补充锌。

营养师建议

经常吃素食的女性要注意补充维生素B₁₂、铁及锌。坚持素食的同时也要保持身体处于营养均衡、健康的状态。

豆浆、牛奶、酸奶的营养价值各不相同，各有各的长处，三者都需要摄入。若一天都能摄入这三种健康食物的话，那是最好不过了。

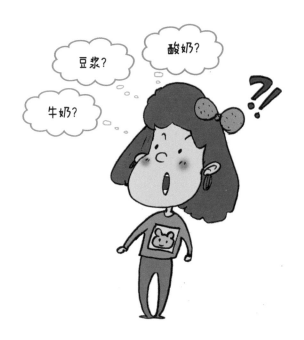

（1）豆浆的特别之处——富含大豆异黄酮

有些人早晨起来喝一杯牛奶，就会出现腹胀、腹痛、腹泻、排气增多等不适症状，这主要是她们的消化道内缺乏乳糖酶，不能将牛奶中的乳糖完全分解而被小肠吸收，残留过多的乳糖进入结肠又不能在结肠发酵利用，进而分解产气。

如果出现这样的情况，不妨换喝豆浆，豆浆是黄豆做的，富含钙和优质蛋白质。最重要的是其富含大豆异黄酮，是一种类似雌激素作用的营养物质，能调节激素平衡，让女性内分泌紊乱得到较好的改善。更年期的女性更需要每天喝一杯自制豆浆。

（2）牛奶的特别之处——富含钙

补钙的最佳来源就是纯牛奶，建议选择购买大品牌或当地品牌的牛奶。女性补足了钙之后，可以预防骨质疏松症、软骨症。

（3）酸奶的特别之处——富含益生菌

便秘的女性可以选择酸奶，酸奶含有益生菌，有益肠道内环境健康。酸奶也含有钙和蛋白质，可以为人体补充钙和蛋白质。

营养师建议

豆浆、牛奶、酸奶都具有较高的营养价值，对女性健康都有很大的益处。注意要根据自身的体质去选择。

14. 熊氏开胃茶，喝了离不开它

总是食欲不佳？饭后饱胀？肉类食物吃多了怎么办？在这里给大家分享一个日常养生小秘诀——自制"熊氏开胃茶"。它的味道酸酸甜甜，十分可口，用料和做法都是纯天然的，是爱美女性必不可少的养生茶。同时也非常适合老人、小孩、常外出应酬的男性朋友们饮用。"熊氏开胃茶"具有消食、开胃、解腻、健脾的作用，对缓解饮食油腻、促进食欲十分有效。大家快来学习制作这杯益处多多的养生茶吧！

熊氏开胃茶

材料 干山楂6片，鲜柠檬1片，干玫瑰花2朵，蜂蜜1小勺。

做法 把干山楂片、干玫瑰花放入杯里，倒入开水200毫升，盖上杯盖闷5~10分钟，等山楂片和玫瑰花都泡开后，把茶水沥到另外一个杯子中，晾至温凉，加入蜂蜜和鲜柠檬片，调匀，即可饮用。

下面我来给大家点评一下各种食材的功效。

山楂：山楂中有机酸含量高，具有开胃消食的功效，对消肉食积滞效果更好。老人和小孩食欲不佳的时候，用山楂片泡水也能起到增强食欲的功效。平时在家里炖肉的时候加入几个山楂果或干山楂片，可嫩化肉类纤维，还能起到解腻的作用。

鲜柠檬：柠檬是一种富含维生素的水果，富含维生素C、维生素B$_1$、维生素B$_2$等。维生素C能使皮肤润白和细嫩。但柠檬中所含的丰富的维生素在高温时即被破坏，所以必须用温凉水冲泡或待温凉时再加入。

蜂蜜：具有滋阴、解毒、润燥的作用。蜂蜜也适合用温凉水泡，这样营养成分才不会被破坏。

玫瑰花：玫瑰花茶具有疏肝解郁、活血祛淤的功效，是一款药食同源的饮品。女性经常饮用，能起到调养身体、美容养颜的功效。

当山楂与柠檬、蜂蜜、玫瑰花相遇，那是肠胃的福音。

一不小心吃肉多的时候，感觉胃胀、消化不良，那就喝一杯"熊氏开胃茶"吧。

食欲不振的时候，你也来一杯"熊氏开胃茶"吧。餐前餐后都可以饮用，跟随自己的喜好饮用即可。

15. 豆类食物对女性健康有哪些益处

　　豆类，包括黄豆、黑豆、绿豆、红豆等。一般我们吃得比较多的是大豆，以及由大豆制成的豆浆、豆奶、豆腐、豆皮等豆制品。

（1）豆类有什么特殊营养成分

　　豆类中蛋白质的含量占其全部营养成分的40%，其所含蛋白质的比例几乎是肉类的2倍、鸡蛋的3倍，所以说豆类是一种重要的蛋白质来源。很多女性因为想减肥，不敢吃肉，这时候不妨用豆类食物来替代动物性食物。与动物性蛋白质（如肉食及奶制品等）不同，豆制品在含有优质植物性蛋白质的同时，不含对血管健康不利的胆固醇。

　　现代女性在单位和家里都肩负着重任，压力比较大，常感觉疲乏、无精打采，这可能是身体缺乏B族维生素所导致的。豆类食物含有丰富的维生素B_1、维生素B_2、维生素E以及钾、镁、锌、铜与氟等，这些营养物质能够使身体保持良好的健康状况，对于人体保健具有重要的意义。

　　女性非常需要豆类的营养物质，因为豆类食物中所含的异黄酮与雌激素之一的黄体酮有着相似的结构，可以降低各种与激素有关的癌症发生率。日本女性每天摄入的大豆异黄酮量为20～80毫克，而西方国家的女性则为1～3毫克，由此可以得知，为什么日本女性患各种与激素有关的癌症以及更年期疾病的概率这么低。

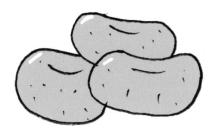

（2）女性更适合早餐喝豆浆

豆浆非常适合早餐饮用，也是深受我国人们喜爱的实惠高蛋白营养饮品，其含有8种人体必需氨基酸，营养价值可与牛奶媲美。

豆浆具有补虚、清热、化痰、降血压的功效，能够改善身体虚弱、营养不良、口干咽痛、小便不通、乳汁缺乏等病症。男女体质不同，而女性更适合喝豆浆。建议早上喝豆浆前吃一点面食，例如包子、馒头、花卷、饺子等，这样搭配营养效果更好。

营养师建议

豆类食物含有丰富的维生素及矿物质，其含有的大豆异黄酮特别适合女性，可以有效降低女性患各种与激素有关的癌症的发生率。

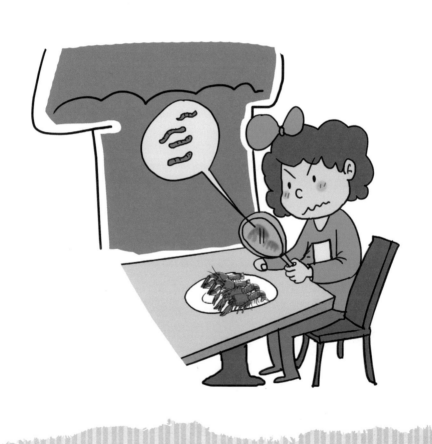

Chapter **7**

你听到的，

不 一 定 是 对 的

在南方某个城市，我的一位朋友很热情，晚上执意要带我逛夜市，貌似这是一个接待节目。看着夜市中那熙熙攘攘的人群，听着此起彼伏的叫卖声，才感悟到：南方人的夜生活真丰富。

路边两旁的宵夜大排档很多，大大小小有上百个，售卖的食材都差不多，不过各位摊主都在积极向路过靠近的行人发出邀请："老板，尝一尝我们家的爆炒小龙虾吧，刚上市的，味道好极了。"仔细往夜摊后边瞧瞧，发现已经有很多人坐在小方凳上，一边喝着啤酒，一边吃着小龙虾。

朋友提议："熊苗老师，要不咱们也来试试吧。"另外一个朋友立马说："不，熊苗老师，不要吃，吃了会得肺吸虫病的。反正我是不吃的，二位要是不怕死，就吃吧，别说我没提醒你们。"

面对这爆炒小龙虾的诱惑，吃还是不吃？不着急，我看还是坐下来和她们两个一起先聊聊，聊明白了再决定吃与不吃。下面我就把我所知的有关小龙虾的知识与大家分享一下。

记得有一天，我在厨房做饭，隔壁邻居打来电话，说是出现咯血、发热的症状，让我陪她一起去医院一趟。我放下手中的活，即刻陪她去了医院。

最终检查结果提示其患了肺吸虫病，体内寄生虫比较多。病因是邻居特别爱吃小龙虾，尤其是到了夏季，喜欢和朋友们一起去吃夜宵，每回必点小龙虾吃，久而久之就患上了肺吸虫病。

为什么吃小龙虾会得肺吸虫病？因为小龙虾在养殖过程中容易产生寄生虫。之前有个实验，把小龙虾放进超声波清洗机里边清洗，而后发现水里出现了大小约1厘米的小虫子，这些小虫子都是从小龙虾体内清洗出来的。如果吃的小龙虾没有煮熟或者煮透，那么小龙虾体内的小虫子就会寄生到人体，不断积累，久了就会损伤组织器官。

看来小龙虾可以吃，但不能吃没有煮透、煮熟的。爆炒的烹调方法，估计还不行，会残留一些没熟透的部分。所以，夜摊上的爆炒小龙虾，不建议大家食用。

同时，进入夏季，街边烧烤、大排档、啤酒越来越火，在吃烧烤时，肉类的品质也要注意辨别。吃凉菜的量也要适可而止，食用有问题的凉菜也会引起胃肠问题。

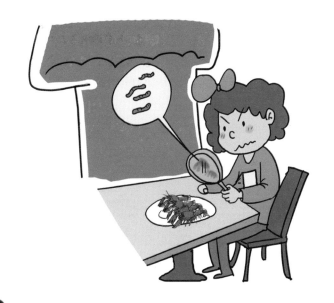

营养师建议

小龙虾里的肺吸虫一旦在人体内寄生，容易造成"横纹肌溶解综合征"。一般来讲，小龙虾和蟹这类动物都携带肺吸虫，而且用烤、炒或者腌的方法不能保证将肺吸虫的幼虫杀死。所以，吃小龙虾一定要煮熟、煮透才能食用。

2. 关于牛奶的是是非非

牛奶，是非常普遍但对人体健康很重要的食品。近几年，关于牛奶的各种争议一直没有停息过："牛奶会致癌""牛奶有激素""牛奶越喝越缺钙"……这些夺人眼球的话题到底有没有科学依据？让我们一起来揭开真相。

① 牛奶会致癌？答案：否。有传言说牛奶中的IGF-1（胰岛素样生长因子）会增加女性患乳腺癌以及男性患前列腺癌的概率，而牛奶中的酪蛋白可加快各阶段癌症的恶变速度。实际上，目前没有任何有足够说服力的证据可以表明牛奶有增加或者降低癌症风险的效果。IGF-1与癌症的关系只是一种多因素的相关性，迄今为止并没有确切证据说明IGF-1是致癌的。

② 喝牛奶会导致摄入过多性激素？答案：否。"牛奶激素"其实是牛的生长激素，而不是很多人想象的"性激素"。这种激素并不能让奶牛平白无故地产奶，但如果在奶牛达到最大产奶量之前给它注射，就能延缓其泌乳水平下降的速度，产奶量可以增加11%~25%。

③ 奶皮比牛奶本身有营养？答案：否。奶皮中含有大量脂肪，而且主要是饱和脂肪酸，不利于心血管健康，是饮食中需要限制摄入的成分。

④ 巴氏奶比常温奶好？答案：各有利弊。与巴氏奶相比，常温奶会损失一些对热敏感的维生素，风味也要差一些。但人们喝奶主要是为了摄取蛋白质和钙，在这方面，巴氏奶和常温奶几乎没有差别。常温奶在储存及分销过程中不需要冷藏，因而减少了变质的机会。

⑤ 豆浆能代替牛奶来补钙吗？答案：取决于豆浆的含钙量。豆浆的含钙量远不及牛奶，大约100克干黄豆制成的豆浆中的钙含量才相当于一杯250毫升的牛奶。所以，自己做的"原生态"豆浆并不能代替牛奶来补

钙，倒是额外添加了钙的豆浆可以代替牛奶补钙。

⑥ 酸奶比纯牛奶营养价值高？答案：取决于如何定义"营养价值"。酸奶是牛奶发酵的产物，发酵过程中的主要变化是乳糖变成了乳酸，这对于乳糖不耐受的人很有意义，对普通人来说却意义不大。此外，酸奶中含有一些活性菌，这些菌对健康的作用众说纷纭。但即便如此，酸奶中的活性菌对人体并无害处。

⑦ 牛奶中含的天然反式脂肪酸有害吗？答案：否。牛奶中的反式脂肪跟氢化植物油的产生不完全相同，学术界有观点认为二者对健康的影响一样，也有人认为天然反式脂肪无害。即使是前一种观点，也需要"长期大量摄入"才能显示出其危害，牛奶中的反式脂肪酸含量远远低于世界卫生组织推荐的控制标准。

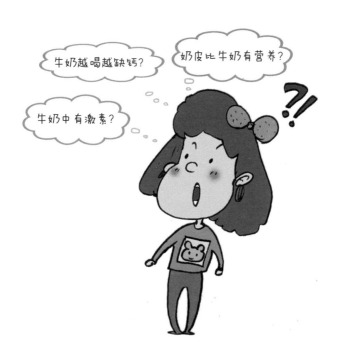

⑧ 季节不同，牛奶保质期长短也不同？答案：否。牛奶的保质期取决于保存条件和奶本身。常温奶只要不打开，哪个季节都一样。巴氏奶要求冷藏，如果保持冷藏温度，也没有季节差异。如果不保持冷藏温度，就不符合保质条件，那么就无所谓"保质期"了。

⑨ 牛奶可能越喝越缺钙？答案：否。有传言认为牛奶的含钙量不如许多蔬菜的含钙量高，喝牛奶会使人体血液变酸，从而导致钙流失。事实上，从钙的摄入量、吸收率、生物利用率来看，牛奶是远胜于其他许多食物的优质钙源。而体液有其自身的酸碱调节机制，一个健康的人不会因为摄入正常食物导致体液酸碱失衡，更不会导致骨钙分解。

营养师建议

牛奶是我们补充钙质的优质钙源，是保证健康必不可少的伴侣，因此不要被缺乏科学性的谣言所误导。

3. 十个喝牛奶的误区，你知道吗

（1）牛奶越浓越好吗

有人认为，喝的牛奶越浓，身体得到的营养就越多，这是不科学的。所谓过浓牛奶，是指在牛奶中多加奶粉、少加水，使牛奶的浓度超出正常的标准比例，也有人唯恐新鲜牛奶太淡，便在其中加入奶粉。婴幼儿如果常喝过浓的牛奶，会引起腹泻、便秘、食欲不振，甚至拒食，严重时还会引起急性出血性小肠炎等疾病。过浓的牛奶会加重胃肠负担，而婴幼儿脏器娇嫩，胃肠受不起过重的营养负担。

（2）加糖越多越好吗

不加糖的牛奶不易消化，这是许多人的"共识"。但加糖只是为了增加碳水化合物所供给的热量，加糖并不是越多越好。在正常情况后，每100毫升牛奶中宜加5~8克糖。牛奶里加什么糖好呢？最好是蔗糖。因为蔗糖进入消化道被消化液分解后，变成葡萄糖容易被人体吸收。而葡萄糖甜度较低，一不小心用量就容易超过规定范围。何时加糖好呢？如果把糖与牛奶加在一起加热，这样牛奶中的赖氨酸就会与糖在高温下（80℃~100℃）产生反应，或许会生成有害物质糖基赖氨酸。这种物质不仅不会被人体吸收，还会危害健康。因此，应先把煮开的牛奶晾到温热（40℃~50℃）时，再将糖放入牛奶中溶解饮用。

（3）牛奶搭配巧克力好吗

有人以为，既然牛奶属高蛋白食品，巧克力又是能源食品，二者搭配饮用一定大有益处。事实并非如此。液体的牛奶加上巧克力会使牛奶中的钙与巧克力中的草酸产生化学反应，生成草酸钙，使本来具有营养价值的钙，变成了对人体有害的物质，从而导致钙流失、腹泻、毛发干枯、易骨折以及增加尿路结石的发病率等。

（4）用牛奶服药一举两得吗

有人认为，用有营养的食物送服药物肯定有好处，其实这是错误的。牛奶能够明显地影响人体对药物的吸收速度，并使血液中药物的浓度较相同时间内非牛奶服药者明显偏低。用牛奶服药还容易使药物表面形成覆盖膜，使牛奶中的钙与镁等矿物质离子与药物发生化学反应，生成非水溶性物质，这不仅降低了药效，还可能对身体造成危害。所以，在服药前后1~2小时内最好不要喝牛奶。

（5）牛奶必须煮沸吗

通常牛奶消毒的温度要求并不高，70℃时煮3分钟，60℃时煮6分钟即可。如果继续煮沸，温度达到100℃，牛奶中的乳糖就会出现焦化现象，产生焦糖，而焦糖可诱发癌症。其次，煮沸后牛奶中的钙会出现磷酸沉淀现象，从而降低牛奶的营养价值。

（6）可以在牛奶中添加橙汁或柠檬汁吗

为了增加风味，我们经常在牛奶中加点橙汁或柠檬汁，看上去是个好办法。但实际上，橙汁和柠檬均属于高果酸果品，而果酸遇到牛奶中的蛋白质，就会使蛋白质变性，从而降低蛋白质的营养价值。

（7）可以在牛奶中添加米汤、稀饭吗

有人认为，这样做可以使营养互补，其实这种做法很不科学。牛奶中含有维生素A，而米汤和稀饭主要以淀粉为主，它们中含有的脂肪氧化酶会破坏维生素A。特别是婴幼儿，如果摄取维生素A不足，会使婴幼儿发育迟缓、体弱多病。所以，即便是为了补充营养，也要将两者分开食用。

（8）可以用酸奶喂养宝宝吗

酸奶是一种有助于消化的健康饮料，有的家长常给宝宝喂食酸奶。尤其是患胃肠炎的婴幼儿及早产儿，如果给他们喂食酸奶，可能会引起呕吐和坏疽性肠炎。因此，不能过早地给宝宝喂食酸奶，至少1岁后才能适当喂养。

（9）瓶装牛奶在阳光下晒，可增加维生素D含量吗

有人从广告中得知：补钙还要补维生素D，而多晒太阳是摄取维生素D的好方法。于是便想当然地把瓶装牛奶放在太阳下去晒，其实这样做得不偿失。在阳光下，牛奶可能会得到一些维生素D，但却失去了维生素B_1、维生素B_2和维生素C。因为这三大营养素在阳光下会分解，以致部

分或全部营养素丢失。而且，在阳光下乳糖会酵化，使牛奶变质。所以，把瓶装牛奶放在阳光下晒以增加维生素D含量的这种做法是错误的。

（10）炼乳可以代替牛奶吗

炼乳是一种牛奶制品，是将鲜牛奶蒸发至原容量的2/5，再加入40%的蔗糖装罐制成的。有人受"凡是浓缩的都是精华"的影响，便以炼乳代替牛奶，这样做显然是不对的。炼乳甜度高，必须加5～8倍的水来稀释，当甜味符合要求时，往往蛋白质和脂肪的浓度也比新鲜牛奶下降了一半。即使加水稀释至蛋白质和脂肪的浓度接近新鲜牛奶，糖的含量也会比一般牛奶高。

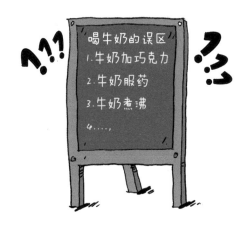

营养师建议

很多人对如何正确饮用牛奶还存在很多误区，白白浪费了牛奶当中的营养。如今喝牛奶的十个谜团终于真相大白了，关于正确喝牛奶的技能，你们学到了吗？

4. 吃猪蹄真的能补充胶原蛋白吗

大部分女性都怕变老，尤其是皮肤衰老，因为皮肤的衰老最容易被发现。所以，女性为了使青春容颜永驻，往往都会费尽心思。近年来，补充胶原蛋白已经成为女性抗衰老的最爱手段。

皮肤的真皮层，其中75%的成分都是胶原蛋白，而胶原蛋白会随着年龄的增长而慢慢减少。胶原蛋白流失，会导致皮肤干燥、细纹、松弛等问题，于是衰老就会开始显现。所以，补充胶原蛋白这种抗衰老手段在怕老的女性中大行其道。且不说各种胶原蛋白产品琳琅满目，难分珠玉还是鱼目，民间也流传着很多补充胶原蛋白的偏方，比如吃猪蹄。

真的如此吗？事实上，猪蹄中的胶原蛋白含量并没有想象的那么高。胶原蛋白只存在于猪蹄的表皮层，表皮之下是大量的脂肪，表皮层那么一点点的胶原蛋白能不能吸收利用还不知道，但是猪蹄中大量的脂肪会让你先胖起来却是真的。只不过，脂肪对皮肤也有好处，能滋润皮肤，所以，常吃猪蹄也能让皮肤变滑。

胶原蛋白属于蛋白质中的不完全蛋白，人的皮肤和骨骼里，都有胶原蛋白，而它的合成需要维生素C和蛋白质来帮忙。缺乏维生素C的时候，身体胶原蛋白合成会发生障碍，而只有在维生素C的帮忙下，同时蛋白质和其他营养素充足、血液循环良好、激素分泌正常的情况下，人体才能为自己供给足够的胶原蛋白。

作为蛋白质、维生素C不足的一种弥补，吃点胶原蛋白产品也是可以的，但千万不要迷信保健品，更不要觉得多吃几口猪蹄就能对抗衰老。就算补充胶原蛋白能让皮肤的水嫩程度有所上升，但如果你的贫血问题不解决，皮肤的红润程度也不能改善；如果肌肉力量没改变，面部下垂的问题也很难解决；如果血液循环不改善，脸上由内而外发出的健康光泽也很难得到提升。

　　想获得美丽的皮肤，营养均衡、不熬夜、经常运动是十分必要的。如果你想另外补充一些胶原蛋白，最好补充鱼类胶原蛋白。

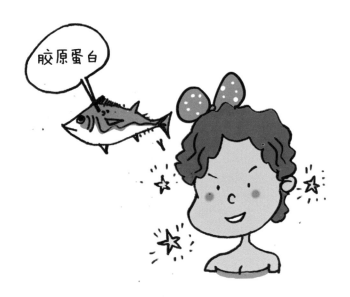

　　鱼类胶原蛋白组成结构与人体最接近，是最容易被身体组织辨识和吸收的胶原蛋白，吸收率也最高。鱼类胶原蛋白主要来源于深海鱼类的软骨。皮肤的胶原蛋白外层由脂肪膜包裹，而富含ω-3脂肪酸的金枪鱼和鲑鱼可以令脂肪膜变得更强，从而为胶原蛋白提供更好的保护，最终为皮肤提供更好的结构支持。

此外，在补充胶原蛋白的同时，多吃一些橘子、胡萝卜、西红柿、葡萄等具有抗氧化功能的食物，可以减少体内自由基对胶原蛋白的破坏，能够有助于胶原蛋白的吸收和利用。

营养师建议

吃猪蹄补充胶原蛋白的作用有限，鱼类胶原蛋白才最容易被人体所吸收利用。同时多食用具有抗氧化功效的蔬菜和水果，如橘子、胡萝卜、葡萄等，能有效减少自由基对胶原蛋白的破坏。

5. 粗杂粮吃得越多越好吗

现在电视上一些养生专家在做节目时都推荐大家多吃粗杂粮，导致市场上出现了吃粗杂粮火热的现象，可一旦宣传过头，变成只吃粗杂粮，完全排斥吃大米白面，这种做法就是错误的。

我推荐大家常吃粗杂粮，如玉米、小米、高粱米、燕麦、荞麦等，真正的原因并不是因为粗杂粮与大米白面相比，营养成分方面具有很多方面的优势，而主要是因为现代人主食绝大部分是精米精面，而精米精面的营养成分并不完整，需要搭配粗粮来补充和均衡营养。也就是说，我真正推荐给大家的是粗细搭配，而不是全部"以粗代细"。

(1) 粗杂粮PK精杂粮（营养对比）

在维生素、矿物质和膳食纤维含量方面，粗杂粮比精米精面更有优势，这是因为精米精面加工得非常精细，对谷粒外层的碾磨非常彻底，而谷粒中的营养成分以外层最为丰富，精加工会造成大量营养素损失。因此，营养学上不主张谷物加工得过于精细，这样的加工虽然可以使谷物看起来色泽更白，吃起来口感更好，但营养素流失比较多，不利于饮食营养平衡。为了弥补精米精面中维生素、矿物质和膳食纤维偏低的缺陷，营养学家主张搭配一些加工比较粗糙的粗杂粮，即粗细搭配。正因为如此，现在一些地方非常流行"粗粮细作"，即把玉米、小米等粗杂粮精细加工后烹调，这种做法是错误的，与营养学推荐吃粗杂粮的初衷是背道而行的。

(2) 玉米、小米PK大米、小麦（蛋白质对比）

就蛋白质质量而言，玉米、小米等粗杂粮的营养价值则比不上大米和小麦。检测表明，大米、小麦、玉米和小米中所含蛋白质的生物价（衡量蛋白质质量高低的重要指标之一）分别为77、67、60和57。蛋白质营养价值最高的是大米，最低的是小米。玉米也不高，玉米所含的蛋白质中不仅

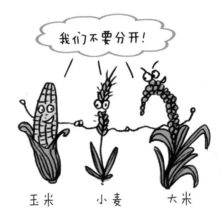

赖氨酸含量很低，而且色氨酸和苏氨酸也比较低。小米中所含的赖氨酸则更少。所以那种认为粗杂粮营养价值比大米和小麦更高的看法是片面的。举一个不太恰当的例子，假如只能从中选择一种食物来维持生命，大家应该选择大米或者小麦，而不要选择玉米或小米，因为蛋白质才是人体最需要的营养素。

由上可知，粗细搭配才是最符合营养均衡原则的，"全细"或"全粗"都是错误的。前一个错误是只讲口感不讲营养，后一个错误是把讲究营养变成了教条。在日常生活中，讲究营养变成了教条的例子非常多见，所以一定要了解营养和养生中的内涵，并非只是在表面做文章。

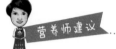

营养师建议

粗杂粮并不是吃得越多越好，营养学家主张精米精面搭配一些加工比较粗糙的粗杂粮，即粗细搭配，这样才是最符合营养均衡原则的。

6. 吃黑木耳真的能降血脂吗

有位著名的健康教育专家曾在著作里谈到黑木耳能降低血液黏稠度（以下简称血黏度），但降低血黏度并不等于降血脂。高血黏度和高脂血症是两回事，两者虽然都是心脑血管疾病的危险因素，但它们的病理基础、危害程度和治疗方法都是有明显差异的，不能混为一谈。一般来说，高血黏度对心脑血管系统的危害比高脂血症轻，也更容易治疗，平时多喝水一般也能使血黏度下降。

黑木耳含有丰富的膳食纤维和菌类多糖，能够降低血黏度实在不足为奇。

以下为大家推荐几类能降低血黏度及血脂的食物。

① 富含膳食纤维和菌（藻）类多糖的菌藻类食物，如香菇、蘑菇、银耳、海带、紫菜、裙带菜等。

② 富含膳食纤维和维生素的蔬果，如绿色蔬菜、红黄色蔬菜、洋葱、大蒜、魔芋、山楂、苹果等。

③ 富含膳食纤维和卵磷脂的粗杂粮和豆制品。

④ 富含DHA和EPA的鱼类。

对于高血黏度和高脂血症患者来说，最佳的策略是调整饮食结构，即多吃上述比较清淡的食物，适量吃肉、蛋、奶，而不是仅仅依靠每天大量吃黑木耳。如果不改变饮食结构，单单每天多吃黑木耳，是很难把血脂降下来的。对防治高脂血症而言，某种单一的食物即使能降血脂，但它的效果也比不上调整整体饮食结构所获得的效果，调节饮食结构对血脂的影响更为持久和有效。

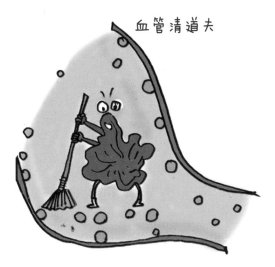

血管清道夫

调整饮食结构大致包括以下几个方面。

① 限制日常总热量摄入，多运动，把体重控制在正常范围内。

② 坚持低脂肪、低胆固醇饮食，膳食要清淡少油，尽量少吃动物内

脏、肥肉和蛋黄等富含胆固醇和饱和脂肪的食物。

③ 控制糖类的摄入量，少吃甜食。

④ 多摄入含膳食纤维和维生素丰富的食物，常吃粗粮、蔬菜、水果和豆制品等。

⑤ 多喝水，多喝茶。

⑥ 限制烟酒。

大家在运用食疗养生的时候，一定要辩证地看待问题，根据自身情况灵活运用，切不可盲目摘抄书本上的知识或片面理解专家的意见。

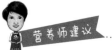

营养师建议

黑木耳能降低血黏度，但不能仅仅依靠吃黑木耳。在日常膳食中应调整饮食结构，科学搭配，均衡营养，同时要配合运动，多管齐下才能有效地降低血黏度和血脂。

7. 孕妇能不能吃螃蟹

很多朋友爱吃螃蟹，一到秋季就开始隔三差五地买螃蟹吃，但是，螃蟹有什么营养价值，他们也不太清楚，就是爱吃。很多朋友都会有一个疑问，究竟孕妇能不能吃螃蟹？其实，我们在吃一种食物之前，要是能多了解一些与其相关的营养知识会更好，这样才能吃得健康。

下表是每100克海蟹与河蟹中所含的营养成分对比。

海蟹与河蟹的营养成分对比

品种 （每100克）	能量	蛋白质	脂肪	碳水化 合物	胆固醇	硒	钙
海蟹	95 千卡	13.8克	2.3克	4.7克	125 毫克	82.65 微克	126 毫克
河蟹	103 千卡	17.5克	2.6克	2.3克	267 毫克	56.72 微克	208 毫克

（数据来自：《中国食物成分表》第2版）

究竟能不能吃螃蟹呢？

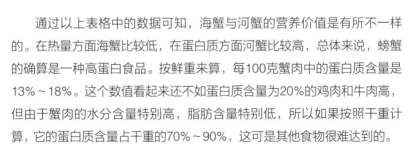

　　通过以上表格中的数据可知，海蟹与河蟹的营养价值是有所不一样的。在热量方面海蟹比较低，在蛋白质方面河蟹比较高，总体来说，螃蟹的确算是一种高蛋白食品。按鲜重来算，每100克蟹肉中的蛋白质含量是13%～18%。这个数值看起来还不如蛋白质含量为20%的鸡肉和牛肉高，但由于蟹肉的水分含量特别高，脂肪含量特别低，所以如果按照干重计算，它的蛋白质含量占干重的70%～90%，这可是其他食物很难达到的。

　　两者在碳水化合物的比值上相差比较大，胆固醇含量数据也说明，如果是本身胆固醇高的人，在螃蟹选择上建议选择海蟹。最值得一说的是，螃蟹中含有硒、钙等人体需要的营养物质。大家知道，缺钙会导致与骨骼相关的多种病症，例如骨质疏松症软骨症等，而硒元素更是抗癌防癌的营养物质。既然螃蟹含有丰富的营养成分，那么究竟孕妇能不能吃螃蟹呢？

　　我认为，孕妇不能吃螃蟹这种说法是不对的。孕妇不能吃螃蟹的说法自古流传，孕妇为何不能吃螃蟹？为何对胎儿不好？大部分支持者不明所以，有人解释说"螃蟹是寒性的，易致流产"，但寒性的食物有千百种，难道全部寒性食物都要忌口？何况至今从未发现流产与任何正常食物有关（有毒或食物中毒除外）。

营养师建议

　　螃蟹的蛋白质含量很高，占干重的70%～90%。同时，其富含人体生长发育所必需的硒和钙。所以对于孕妇不能吃螃蟹的谣言是不可信的。

8. 转基因食品传言，有多少是真的

　　关于转基因食品，流传着很多"传说"，如"欧盟、日本国家的人都不吃转基因食品""我国土豆削皮切丝后不变黑，都是转基因的""我国大量进口转基因如大豆，豆腐、豆浆也都是转基因做的"等，这些传言是真的吗？专家对此一一作了解答。

（1）"欧盟、日本国家的人都不吃转基因食品"

真相是：1998年，欧盟批准了转基因玉米在欧洲种植和上市，获得授权的转基因食物有玉米23种、油菜3种、土豆1种、大豆3种、甜菜1种。除了极少数是作饲料或工业用途，绝大部分用于食品。2010年共有10种转基因作物获得了许可（摘自欧盟网站）。2012年，西班牙、葡萄牙、捷克、斯洛伐克、罗马尼亚5个国家批准种植转基因作物（ISAAA）。日本连续多年成为全球最大的转基因玉米进口国、第三大转基因大豆进口国，2010年进口了1434.3万吨美国玉米，234.7万吨美国大豆，其中大部分是转基因品种。所以"欧盟、日本国家的人不吃转基因食品"的说法是有误的。

（2）"我国土豆削皮切丝后不变黑，都是转基因的"

真相是：我国没有种植转基因土豆，全球也没有任何国家批准转抗多酚氧化酶基因土豆的商业化种植。土豆切丝或削皮后是否变黑（褐变）与其品种以及环境条件等都有很大关系。变黑的快慢和程度主要决定于酚类物质的含量、多酚氧化酶的活性，以及是否经过低温冷藏等有关。

（3）"我国大部分大豆，豆腐、豆浆都是转基因的"

真相是：进口的转基因大豆，其脂肪含量高而蛋白质含量较低，适合榨油而不适合做豆腐，市售豆制品多为国产非转基因大豆制作，消费者无须忧虑。

（4）"水果蔬菜不容易坏就是转基因产品"

真相是：品种之间的储藏条件差异很大，有些果蔬品种天生耐储藏，比如说国光苹果皮厚，不放进冷库也能储藏两三个月，因为皮厚、蜡质层厚，也相对不容易受到霉菌的攻击。此外，蔬菜水果也都有自己的保存条件，只要按条件储藏，就能保存很久，比如完整的西瓜能存放半个月以上，完整的洋葱、胡萝卜在家里存放一周也没问题。

（5）"有机食品不含转基因"

真相是：有机食品要求严格按照有机生产规程，不使用任何化学合成的农药、肥料、化学防腐剂等合成物质，不使用基因工程生物及其产物。也就是说，通过正规机构认证的有机食品的确不含转基因成分。但有机食品产量不高，价格较高，不可能在普通百姓中大量普及。

我国规定凡是原料采用进口的或者我国批准种植的转基因农产品及其直接加工的食品都是转基因食品。通过安全评价，获得安全证书的转基因产品是安全的，可以放心食用。

在生活中，是否选择转基因食品是大家的自由，而保证食物多样性和营养均衡，拥有健康的生活方式，才是保持身体健康的关键。

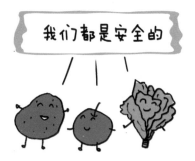

我们都是安全的

营养师建议

消费者们不必对转基因食品过分担心，对于转基因食品，其安全性是通过安全评价得出的，可以放心食用。保证食物多样性和营养均衡，拥有健康的生活方式才是保持健康的关键。

9. 关于减肥的传言，你相信了吗

最近有网友说："天气回暖，衣服穿得越来越少，可是身上的赘肉越来越明显，想减肥，又担心用的减肥方法不合适，伤害身体，真是三月不减肥，六月徒伤悲啊！"

作为一名营养师，我给各位爱美的女性一点忠告，如果你真心想减肥，减肥前一定要拒信以下这些传言，用科学合理的方式减肥才能变得美美的喔！

传言一："与脂肪一刀两断。动物脂肪进入人体后全都转化为人体脂肪，是减肥的大忌。"

真相：脂肪类食物耐消化，食用后可减少人体对淀粉类食物以及零食的摄取，对减肥起到积极作用。另外，食物里的脂肪不会很快在体内转化为脂肪储存起来，同时脂肪的分解能在一定程度上抑制脂肪的合成。所以，摄取适量脂肪不仅不影响体形，而且对减肥也有一定益处。

传言二："吃辛辣食物可以减肥。辛辣刺激食物吃一点点就能有饱腹感，所以有减肥效果。"

真相：吃辣是有一定的减肥作用，但是，长久下去会影响胃部功能，严重者会导致胃痛，甚至胃出血。而且吃太多刺激性食物亦会令皮肤变得粗糙、长暗疮，反而得不偿失。

传言三："不吃早餐可以减肥。不吃早餐就能减少热量的摄入，从而达到减肥的目的。"

真相：殊不知，不吃早餐对人体伤害极大，无益健康，还会影响一天的工作和生活。所以，一定要吃早餐，而且还要吃好。

传言四："穿紧身衣、做桑拿、用按摩器可以减肥。"

真相：一些用塑料制造的"减肥紧身衣"，实质上只会增加被包裹身体部位的流汗程度，而汗排出的只是水分，并非脂肪。蒸桑拿会排出大量汗水，令体重出现"一过性"的下降。但减去的只是水分而非脂肪，一旦补充水分，便会恢复原来体重。美容院采用的电疗按摩器，原理是透过电流刺激令肌肉结实有弹性，而非直接消耗脂肪，对于要减肥的人来说，作用不大。

传言五："水果是减肥时的好选择，多吃也不会长胖。"

真相：大部分水果比肉类、主食更加有益减肥，但西瓜、菠萝却是例外。因为它们的血糖值上升率与一些淀粉类食物，如意大利面、饼干几乎相同，甚至超过肉类食物。食物的糖分吸收速度越高，人体越容易发胖，这一点是决定你是否易胖的关键。如果想通过吃水果来代替其他食物，就选择椰子、草莓、柚子等糖分较低的水果吧。

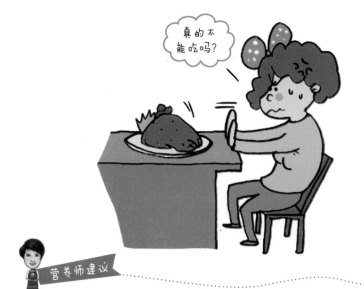

营养师建议

减肥是女性一生必修的课题，但并不是每个女性都会正确的减肥方法。很多关于的减肥谣言不能轻信，要用科学合理的方式去减肥，才能达到事半功倍的效果。

10. 螃蟹+西红柿=砒霜？是这样吗

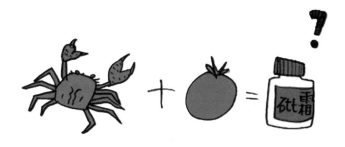

螃蟹是海鲜，西红柿富含维生素C，传言说虾蟹之类的食物不能和含维生素C的食物一起吃。其实这归根到底是担心水产品的砷污染问题，不是食物相克问题。但需要注意的是，螃蟹容易引起过敏和不耐受，对螃蟹有不适反应者应少吃或不吃。

有人做了两次实验：一次在吃火锅的时候，点了西红柿锅底，涮虾（200克）、螃蟹（约400克）等海鲜；还有一次在吃虾（约250克）的时候，喝了约300毫升的维生素C饮料。食用之后，身体均没有产生任何不适反应。

在实验室里，维生素C有可能使五价砷转变为毒性很强的三价砷，但在饮食中要达到这个效果很不容易。即使是砷超标几百倍，五价砷转化成三价砷也只是一种臆想，人体不是一个合适的化学反应器。

市售螃蟹要求砷含量不超过0.1毫克每千克，对于健康的成年人来说，砒霜的经口致死量为100~300毫克。按100毫克砒霜来算，其中含有的砷元素为75毫克。假设食用者吃的全都是达到砷含量上限的螃蟹，那么需要吃下整整750千克的螃蟹，才可能产生中毒反应。这还没计算摄入维生素C的量，但是如此庞大的食量，正常人恐怕难以实现。正常人在出现砒霜中毒反应之前，就已经被食物撑死了。

与其担心海鲜与维生素C相克，不如考虑自己的体质是否适合海鲜。水产品是我国居民最容易发生过敏和不耐受的食物，过敏体质和胃肠消化功能较弱者，应该少吃海鲜为宜。

吃过大量螃蟹再吃大量水果之后出现胃痛、腹痛的案例的确存在，但属少数，而且要看吃的数量。了解自己的身体状况和对食物的反应，比记住一个"相克"禁忌更重要。另外，保持食材新鲜、餐具干净也很关键，以免不洁饮食引起食物中毒。

营养师建议

> 按照正常成人食用量来说，海鲜与含维生素C的蔬菜或水果同吃不会引起中毒。容易对海鲜过敏和不耐受的人，少吃海鲜才是最重要的。

11. 四大饮食新误区

健康饮食一直是人们的追求，但一些饮食误区仍然防不胜防。下面我来给大家讲述四大饮食新误区。

误区一：所有水果一律平等

健康的水果应该含糖少并且膳食纤维高，比如葡萄柚、苹果、香蕉。

因为这些水果热量低且饱腹感强，有利于人体健康且不易发胖。但像西瓜这类水果含有许多的糖，属于高热量水果，膳食纤维含量较少，很容易让人摄入过量，而导致肥胖。

误区二：所有快餐都不健康

在现代社会，健康呼声愈发高涨，快餐店也根据健康消费需求做了很多改变、如许多快餐店开始卖烤土豆、煮玉米、蔬菜沙拉等健康食品。但是有的快餐中仍然会含有许多脂肪和大量的盐，比如放很多沙拉酱的沙拉和炸鸡、炸薯条等，都是高油脂食物，应该小心选择快餐食物的种类。

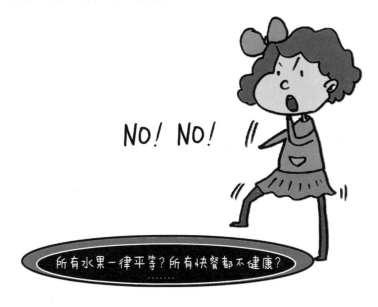

NO! NO!

所有水果一律平等？所有快餐都不健康？
....

误区三：吃凉拌菜就能减肥

多吃凉拌菜确实能够减少热量的摄入，但光靠吃凉拌菜来减肥不太可行。因为有的凉拌菜也可能含有许多油，如有些凉拌菜含有火腿、油炸鸡块及多脂沙拉酱，这些都是"隐形的油"。另外，只有绿叶菜的凉拌菜也不能减肥，因为这样的凉拌菜不但很难吃饱，而且会让你很快就饿了，然后会用其他高热量的食物来填饱肚子，这样反而增加了热量的摄入。健康的凉拌菜应该含有多种蔬菜、营养丰富的豆类等，同时最好放点醋，少放油。

误区四：只要脂肪少，就能敞开吃

当你看到食品标签上"低脂或脱脂"的标签时，要提高警惕，因为这并非意味着该食品一定健康，甚至可能会加入了更多的糖来弥补脂肪少造成的味道损失。这种低脂食物有可能热量更高！因此，控制食量才是最重要的，脂肪含量高的食物可以吃，但是要少吃，脂肪含量少的也不能摄入过量。

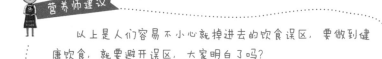

营养师建议

以上是人们容易不小心就掉进去的饮食误区，要做到健康饮食，就要避开误区，大家明白了吗？

12. 美食节目中的"营养误区"有哪些

如今，很多人的厨艺不是来自于妈妈的手手相传，而是通过各种途径"自学成才"，其中一个途径就是通过"形式直观，便于学习"的美食节目进行学习。但在某些美食节目中存在一些营养误区，需要提醒大家注意。

（1）先炸后炒，用油量大

细心的观众可能会发现，节目里的烹饪师从不吝啬油的使用，不仅炒菜时用很多油，做菜前还要先进行油炸，比如红烧排骨、地三鲜、糖醋小排等。

隐患：肉类先炸后炒会大大增加食物的热量，破坏食物营养，甚至产生致癌物质；水产品过油，ω-3脂肪酸会受热破坏；蔬菜过油后维生素也会大量流失。另外，油炸时用油量一般在半锅以上，而这些油经高温加热会产生反式脂肪酸和有毒的油脂氧化产物，如果再用这些油来炒菜，致癌物会明显增加。

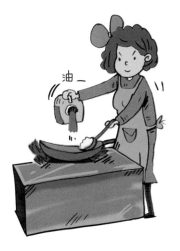

建议：尽量少模仿带有过油工艺的美食节目，或者用水滑法代替油炸，即把上浆后的肉类原料，分散放入沸水锅内汆一下，再进行烹调。每天食用油的量要限制在25毫升以下，其量大约3汤匙。

（2）加盐随意，过多使用含盐调料

俗话说：好厨子一把盐。很多烹饪师往往靠自己的感觉加盐，并且每次都是一大勺。味精、鸡精、豆瓣酱、酱油、辣酱等带盐调料也是毫不吝啬的。不止是盐，做菜时加大量糖的情况在美食节目里也很常见。

隐患：众所周知，吃盐过多是健康的大敌。居民膳食指南中推荐的成年人每天吃6克盐，不仅包括食盐，还包括各种调料中的盐。而甜味往往有缓和咸味的作用，让人在不知不觉中吃下更多的盐。

建议：烹调时要严格控制放盐量，每人每天吃的量（6克）相当于一小啤酒瓶盖。用了酱油等含盐的调料，就要减少盐的使用量。

（3）和面时加食用苏打粉

烹饪师往往会这样告诉观众，制作面食时加食用苏打粉，可以让其更加柔软、可口。

隐患：这样做出来的面食虽然口感好，但实际上破坏了谷类中最有营养价值的B族维生素。

建议：无论煮粥还是做面点，尽量不加食用苏打粉。想让粥更软糯，可以加少许燕麦、糯米。做面点尽量使用酵母发面，这样不仅可以降解谷类中的植酸，让面点更蓬松，有利于人体的消化吸收，还能保护其中的B族维生素。

营养师建议

美食节目中为了让食物更加好看，一般会加很多的盐、油，或是直接油炸，这跟健康的饮食原则有所相悖，我们要避免掉入美食节目中的"营养误区"。

13. 用微波加热食物会致癌吗

一篇题为《请立即停止使用微波炉加热或烹煮食物》的文章在网上传开了，里面提到"微波加热的食物会产生致癌物质""食物的营养成分会流失""微波辐射损伤大脑"等。本文从微波炉为什么能加热食物入手来介绍微波炉的特点，并揭开关于微波炉危害的那些谣言的真相。

（1）微波炉为什么能加热食物

让我们从水分子说起吧。水分子一头带着正电，另一头带着负电，这样的分子就被叫作"极性分子"。当水处在电场中的时候，正电那头就会转向电场的负极，而带负电那头会转向电场的正极，这就是所谓的"异性相吸，同性相斥"。

如果是一个静止的电场，水分子们排好队也就安静下来了。如果电场在不停地转，那么水分子就会跟着转，类似摩擦生热，水的温度就会升高。

电磁波相当于这样一种旋转的电场。微波炉上的电磁波每秒钟要转二十几亿圈，水分子以这样的速度跟着转，自然也就"浑身发热"，温度在短时间内就急剧升高了，所以食物在短时间内就能被加热。在这个过程中，水分子本身并没有被微波改变。

（2）用微波加热食物，会致癌吗

因为微波是一种辐射，所以许多人自然而然地认为它会致癌。但其实微波是一种电磁波，与收音机、电报所用的电波、红外线以及可见光本质上是一样的。它们的差别只在于频率的不同。微波的频率比电波高，比红外线和可见光低。电波和可见光不会致癌，自然也就不难理解，频率介于它们之间的微波也不会致癌。

（3）用微波炉安全吗？

太阳光是比微波更高能的电磁波。太阳光，安全吗？

微波的安全性跟太阳光一样，而是否伤害人体取决于能量的强弱。和煦的阳光让人舒爽，烈日暴晒则可能造成严重的皮肤灼伤。微波也是如此，既然能够加热食物，自然也能加热人体。问题的关键在于：到达人体的微波还有多少能量？

科学家们已经为我们做了大量的研究，找到了对人体产生伤害的最小微波功率。完好的微波炉，泄漏的微波功率距离伤害人体的强度还很遥远。美国的规定是，在距离微波炉大约5厘米的地方，每平方厘米的功率不超过5毫瓦；而我国的标准更加严格，每平方厘米的功率是1毫瓦。而且，微波的能量是按照距离的平方减弱的。也就是说，如果5厘米处能量是1毫瓦，50厘米处的能量就降低到了1%毫瓦，不会对人体健康产生影响。

　　微波炉使用中的另一个安全疑虑是塑料容器释放的有害物质。FDA测定了各种塑料容器在正常微波炉加热中可能释放到食物中的有害物质的量，要求这个量必须低于动物实验确定的有害剂量的1%，甚至1‰，才可以标注为"可微波加热"。所以，使用那些合格的"可微波加热"塑料容器，是相当安全的。

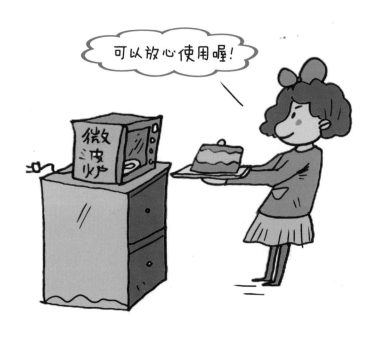

14. 矿泉水和矿物质水一样吗

水是生命的源泉，我们每一天都离不开水的滋养。在正常情况下，一般成年人每天需要摄入水1500～2000毫升。若进行跑步、爬山等运动，喝水量需要更多，以补充人体所丢失的水液和电解质。

如今，很多人都开始关注身体的健康，对水的品质要求也逐渐提高。但是我发现身边很多朋友并不了解矿泉水与矿物质水的区别。下面就给大家详细分析一下两者的区别。

天然矿泉水，顾名思义，是指从地下深处自然涌出的或经人工挖掘的、未受污染的地下矿水，含有一定量的矿物质。一般情况下，其化学成分、流量、水温等都相对稳定，水质的界限指标符合国家标准。长期饮用矿泉水，对人体确有较明显的营养保健作用。天然矿泉水不仅水质晶莹、剔透，而且口感爽口、清凉，用它煮饭、熬粥香甜可口，用它泡茶清凉味醇，现已受到广大消费者的青睐。

矿物质水是指在纯净水的基础上，加入人工合成的矿化液而成，部分成品水具有少量沉淀物，浊度一般大于天然矿泉水，也有人称它为"仿矿泉水"。某世界知名饮料公司的发言人甚至公开承认，矿物质水的基础来源是自来水。由于没有国家标准，不同企业生产的矿物质水的矿物质种类和含量都不同。有的甚至直接在水中加入化学试剂，也有的使用来路不明的矿物质浓缩液，这些添加物质的安全性和有效性都没有经过科学论证，对人体的影响暂不明确。

所以大家以后在购买水的时候一定要擦亮眼睛，分清矿泉水和矿物质水的区别，选择对健康有利的饮用水。

营养师建议

天然矿泉水所含的矿物质等成分的含量稳定，一般以离子状态存在，容易被人体所吸收。而人工合成的矿物质水中的矿物质含量却不稳定，受人为因素的影响较大。

15. 罐头里一定含有防腐剂吗

记得一次外出旅行，我听到身旁的一位阿姨和她的朋友们说："我从来不吃罐头食品，因为罐头食品的保质期这么长，肯定是含有很多防腐剂的，吃了肯定对身体有影响。"在旁的其他人也附和道："我也觉得是这样的。现在食品安全问题这么多，肯定罐头也不例外。回家后要把冰箱里的罐头都扔掉。"

作为专业营养师，听到阿姨和她朋友们的对话，就禁不住出来为罐头说几句话了。我对阿姨们说："你们好，其实你们都对罐头存在着很大的误解。我是一名专业的营养师，可以跟大家保证，罐头里没有加防腐剂。在很多人的意识里，都认为罐头食品含有防腐剂才能放那么久，其实这是完全错误的。"

下面我来给大家讲一下罐头的保存原理。

罐头之所以能够长期保存而不变质，完全得益于生产制作时的密封条件和杀菌技术，保质期的长短与是否添加防腐剂毫无关系。罐头其实并不神秘，罐头的制作原理也很简单：先把原料充分加热，把细菌全部杀死，同时把外在包装罐充分加热杀菌；然后把无菌的食物装到无菌的容器中，趁热封口；最后加热灭菌，冷却后，容器顶隙里面的空气体积会收缩，从而产生负压，本来封严的瓶子就会更加严密。在这种条件下，外面的细菌是不可能进去的。经过以上这些制作工序，食物自然不会腐败，也不需要加防腐剂进行防腐。

其实，许多人都有在家自制番茄酱的经验，和食品厂里做番茄罐头的工序是差不多的。不过和自家做罐头不同的是，优质的番茄罐头生产企业大多拥有自己的原料供应基地。因此，能保证在西红柿成熟季获得最新鲜的原料。同时，自家做番茄酱，加热时间和工艺条件不能控制到最佳，而信誉好的大企业能规模化生产，可以更好地把握番茄罐头的品质。

罐头食品还含有丰富的矿物质。罐头的加热温度不能超过120℃，在这个温度下，只有少量游离氨基酸会损失，而蛋白质营养可以被完整地保留下来。食物中所含的矿物质也不怕加热，钾、钙、镁的含量并不会因为灭菌处理而下降。比如大家都吃过的罐头鱼，鱼中的钙含量是鲜鱼的10倍，因为高温高压加热能使鱼骨变酥变软，让其中的钙大量溶出。因此，罐头鱼的含钙量是鲜鱼的10倍以上，其中的铁、锌、碘、硒等矿物质也没有多大损失。

营养师建议：罐头食品其实是一种不含防腐剂，营养成分丰富的健康食品。此外，罐头食品还具有食用方便、耐储存及口味多样化等优点。